NINA WINKLER

Vegan, schlank & fit

4-Wochen-Plan mit 30 Power-Rezepten &
4 Workouts mit Detox-Effekt

Delius Klasing Verlag

VEGANES FRÜHSTÜCK

AUFSTRICHE FÜR DIE BROTZEIT – PRIMA FÜR UNTERWEGS

TRAININGSPLAN FÜR VIER WOCHEN

Inhalt

Vorwort von Dr. med. Ruediger Dahlke

»ZUSAMMEN MIT DER DEUTENDEN MEDIZIN VON ›KRANKHEIT ALS SYMBOL‹ IST VEGAN FÜR MICH DER ENTSCHEIDENDE SCHLÜSSEL ZU GESUNDHEIT, DER MIR IN 37 ARZTJAHREN IN DIE HÄNDE FIEL.«

Mit großer Freude schreibe ich dieses Vorwort in einer Zeit, wo aus der mit »Peace-Food« begonnenen Welle längst ein Trend geworden ist, der dabei ist, in einen besseren, leichteren und gesünderen Lebensstil überzugehen. Vor fünf Jahren musste man noch erklären, was vegan ist, heute weiß das jede(r) und ist schon dafür oder (noch) dagegen. Die Vorteile pflanzlich-vollwertiger Kost haben sich herumgesprochen, und wichtiger noch, sie haben sich erwiesen. Die »Peace-Food«-Bücher haben die 100 000-Marke längst überschritten, und viele andere sind hinzugekommen. Die Rückmeldungen sind ebenso zahlreich wie überzeugend und vor allem für den Arzt in mir beglückend. Ich kenne keinen anderen Gesundheits-Tipp, der ähnlich positive Auswirkungen hätte und leichter umzusetzen wäre.

Inzwischen gibt es bereits so viele Restaurants und Vegan-Shops, das selbst auswärts essen für Veganer die anfänglichen Schrecken verloren hat. Nicht nur immer mehr Esser schließen sich dem Feld an, ganze Ketten steigen ein. Dass die Reformhäuser da mitmachen, war nicht so überraschend, aber dass Starbucks Veganes bietet, ist erstaunlich und zukunftsweisend. So ist die Umstellung auf vegan heute bereits viel leichter als es die vor 45 Jahren auf vegetarisch war.

Die Gründe sind vielfältig, der neue Trend hilft nicht nur der eigenen Gesundheit, sondern auch den Menschen in den Hungerländern. Wenn unsere Masttiere nicht länger derart viele Kohlenhydrate fressen, bleibt den Hungernden mehr. Aber auch die Umwelt profitiert mehr als von jeder anderen ökologischen Maßnahme, von der Reduzierung des Elends in den Massentierhaltungs-Häusern ganz zu schweigen.

Wann hätte es eine ähnliche Chance gegeben? Man reduziert seine Wahrscheinlichkeit auf Herzprobleme und Krebs, auf Rheuma und Typ-2-Diabetes, und nimmt seinen Kindern die Option auf den gefährlicheren Typ-1-Diabetes, verringert das eigene Alzheimer- und Demenz-Risiko, senkt sein Allergiepotenzial und die Wahrscheinlichkeit auf Osteoporose. Und obendrein tut man mehr für seine Mitmenschen, die Umwelt und die Tiere als mit jeder anderen Maßnahme. Zusammen mit der deutenden Medizin von »Krankheit als Symbol« ist vegan für mich der entscheidende Schlüssel zu Gesundheit, der mir in 37 Arztjahren in die Hände fiel. Ich bin sicher: In zehn Jahren werden Mischköstler dastehen wie heute Kettenraucher, es wird

sie noch geben, aber sie werden wissen, was sie (sich an)tun. Diese Überzeugung hat damit zu tun, dass es schulmedizinische Daten von renommierten Universitäten sind, die so vehement für pflanzlich-vollwertige Kost sprechen und dass der Trend aus den USA kommt, denen wir noch immer alles nachgemacht haben. Die Autorin greift ihn auf so anmachend freche Art auf und trifft die Sprache der Jungen, all das wird helfen.
Inzwischen gibt es sogar wissenschaftliche Belege, dass mit pflanzlich-vollwertiger Ernährung die Bewegungslust zunimmt, ein großer Vorteil für das vorgestellte Konzept aus Ernährung und Bewegung.
Nina Winkler sieht das Ende extrem dünner Figurideale kommen und setzt mit ihrem Programm auf sportliche, leistungsfähige und moderne Menschen, die schlank, voller Schwung und Elan sind. Die Zeit ist überreif dafür, und so ist der Titel Programm: *Vegan, schlank und fit*. Und das geht tiefer als viele denken. Vegan könnte auch Weißmehl, -zucker und Whiskey bedeuten, alles vegan, aber keineswegs gesund. Den Unterschied macht das vorliegende Buch deutlich. Schlank könnte auch schlapp und schlaff heißen, aber das verhindern Übungen, die eindeutig auf fit und vital zielen.
So ist ein Buch entstanden, das Spaß macht, beim Lesen, Kochen und Üben. Das eine wird das andere befruchten, und das Ganze ist mehr als die Summe seiner Teile. Es geht um gesunde, selbstbewusste Menschen, die sich auf Kraft und Ausdauer, Gesundheit und Ausstrahlung verlassen können.
Nach 45 vegetarischen und fünf veganen Jahren kann ich aus eigener Erfahrung sagen, dass die Vorteile nicht leicht zusammenzufassen sind, eben weil sie so zahlreich und vielfältig sind. Pflanzlich-vollwertige Kost erleichtert Beweglichkeit, körperliche wie geistige, und steigert die Lust darauf. Bewegung verbrennt überflüssiges Fett und macht fit, alle Muskeln, auch den des Herzens. Die Gefäße werden jünger und das Blut flüssiger. Es symbolisiert im Sinne von »Krankheit als Symbol« unsere Lebenskraft, die tatsächlich besser fließt. Ein Leben in Fluss macht mehr Freude, und die färbt auf andere Menschen ab. Und das wünsche ich diesem Buch, seinen Rezepten und Übungen: Dass sie auf viele abfärben mögen.

Dr. med. Ruediger Dahlke
TamanGa, im August 2014

» PFLANZLICH-VOLLWERTIGE KOST ERLEICHTERT BEWEGLICHKEIT, KÖRPERLICHE WIE GEISTIGE, UND STEIGERT DIE LUST AUF BEIDE. «

Vegan, schlank und fit: der neue Dreisatz fürs Glück

» FÜR FIGURBEWUSSTE, FITNESSFREUNDE UND FRISCHESSER GIBT ES EIGENTLICH KEINE BESSERE ERNÄHRUNGSFORM. «

Vegan kann jeder, vegan macht schlank, vegan macht glücklich: Wer sich rein pflanzlich ernährt, verzichtet nicht. Im Gegenteil: Der Zugewinn an Gesundheit und Glück ist so groß, dass es fast schon unwirklich anmutet. Fest steht: Für Figurbewusste, Fitnessfreundinnen und Frischesser gibt es eigentlich keine bessere Ernährungsform. Zahlreiche Studien belegen die positiven Effekte von frischer Pflanzenkost und bezeugen, dass es nicht nur den Körperfettanteil reduziert, sondern zugleich das Risiko, an Herz-Kreislauf-Erkrankungen zu erkranken.
Vor allem eine ausgewogen zusammengestellte vegane Kost, die mit einem passenden Trainingsprogramm kombiniert wird, verbessert das Hautbild und die Gewebestruktur deutlich. Häufig lösen sich Verspannungen fast von allein, auch Flexibilität und Haltung verbessern sich immens. Die ersten Ergebnisse der neuen Lust an der Figur werden Sie vermutlich am Bauch beobachten können: Durch die Umstellung auf ballaststoffreichere, fettärmere und schonendere Kost macht sich die Speckschicht an der Mitte als Erstes dünn. Außerdem fördert ein Verzicht auf Milchprodukte bei vielen Menschen den Flachbauch, die um ihre Laktoseunverträglichkeit vielleicht noch nicht einmal wissen.

FUTTERN FÜR DIE FITNESS

Erfolgreiche Leistungssportler wissen es, viele Ernährungswissenschaftler wissen es und immer mehr Forschungsergebnisse bestätigen: Vegane Ernährung ist die beste Ernährungsweise, um lange fit, gesund und leistungsfähig zu bleiben. Vegan zu essen bedeutet, auf Fleisch und Milchprodukte – also Nahrungsmittel tierischer Herkunft – zu verzichten.
Was für einen Einsteiger ins vegane Thema vielleicht nahezu unmöglich klingt, ist eigentlich relativ einfach. Haben Sie keine Angst: Es bedeutet auf keinen Fall, auf Genuss verzichten zu müssen. Es gibt viele leckere Zutaten und Rezepte, die es Ihnen leicht machen, bewusster und wesentlich gesünder zu essen. Sogar die größten Verbände amerikanischer und kanadischer Ernährungswissenschaftler, die »American Dietetic Association« und »Dieticians of Canada« (ADA und DC) vertreten zum Thema vegane Ernährung eine klare Meinung: Gut geplante vegane und vegetarische Ernährung ist ihrer Meinung nach in allen Lebensphasen – inklusive Schwangerschaft

und Stillzeit, Kindheit und Erwachsenenalter – eine geeignete Ernährungsform. Die »Deutsche Gesellschaft für Ernährung« (DGE) kann sich trotz handfester wissenschaftlicher Sachlage zu derart klaren Aussagen leider noch nicht durchringen, wird dafür aber von vielen Seiten bereits heftig kritisiert. Für Sportler und Sporttreibende bietet sich die vegane Ernährung deswegen an, da sie besonders reich an Vitaminen, Mineralstoffen und anderen Nährstoffen ist. Vor allem enthält sie viele Antioxidantien und andere Schutzstoffe, von denen Sportler mehr benötigen, da sie durch die körperliche Aktivität einen intensiveren, aktiveren Stoffwechsel haben. So können Sie die Energie aus den Lebensmitteln besser verwerten. Schon jetzt merken Sie schnell: Vegan essen und ein sportlichr, aktiver Lifestyle passen prima zusammen und ergänzen sich wunderbar. Wie das genau funktioniert, ist auf den folgenden Seiten präzise, knapp und verständlich zusammengefasst.

VIER WOCHEN FÜR EIN FITTERES LEBEN

Damit Sie möglichst locker und bequem »drauflossporteln« und essen können, habe ich Ihnen die ersten vier Wochen auf den Weg in ein unbeschwerteres, leichteres Leben Woche für Woche aufgezeichnet: Sie finden pro Woche jeweils die Rezepte für Ihre vegane Hauptmahlzeit und ein ergänzendes Übungsprogramm. Ein paar pfiffige Ideen für ein leckeres Frühstück und einige Varianten für gesundes Abendessen fehlen natürlich auch nicht.
Das besondere Plus: Beim 4-Wochen-Programm futtern Sie nicht nur Vitalstoffe satt, sondern entgiften und entschlacken den gesamten Körper. Den Effekt werden Sie schnell feststellen können: Die meisten Menschen sind schon nach einer Woche bis zehn Tagen deutlich entspannter und fühlen sich bei gleicher Schlafdauer und identischem Arbeitspensum energiegeladener und ausgeglichener.
Der Schlüssel zu diesem Detox-Effekt liegt in den eingestreuten Yoga-Übungen: Besonders Bewegungen, bei denen der Körper in sich gedreht wird – wie es beispielsweise beim sogenannten Drehsitz der Fall ist – haben eine anregende Wirkung auf entgiftende Organe wie Leber und Niere. Deswegen ist es besonders wichtig, auf eine intensive Versorgung mit Flüssigkeit zu achten. Trinken Sie mindestens zwei Liter stilles Wasser sowie einen Liter Kräutertee oder sehr dünne Saftschorle (Verhältnis Saft:Wasser = 1:5). Alkohol und Kaffee, Limonaden, Chaitee und künstlich hergestellte sowie gesüßte Getränke sollten Sie in diesen vier Wochen strikt vermeiden; grünen Tee, Früchtetee, Matcha-Tee oder Matetee können Sie maßvoll zu sich nehmen.

SCHLANK WERDEN, SCHLANK BLEIBEN

Im Grunde ist das Gewichtsmanagement eine ganz einfache Rechenaufgabe: Wenn Sie über längere Zeit mehr Energie, also Kilokalorien (kcal), zu sich nehmen als Sie verbrauchen, steigt Ihr Gewicht unweigerlich. Der Körper hat unterschiedliche Strategien, mit der Energiegewinnung umzugehen. Je nachdem, ob Sie Sport treiben oder nicht, werden auch Energiegewinnung und Muskelvolumen unterschiedlich behandelt.
Wenn Sie Sport treiben und die aufgenommene Energie ist trotzdem zu viel, werden Sie einen kräftigen Körperbau mit einer ordentlichen Speckschicht darüber entwickeln, aber sich vielleicht trotzdem gesund und fit fühlen. Ernähren Sie sich über Normalnull und machen Sie dabei keinen

TEE-TURBO ZUM AUFWACHEN

Sie lieben Ihre Latte Macchiato am Morgen? Dann probieren Sie mal Matcha Macchiato: Besorgen Sie sich einen guten Matcha-Tee (pulverisierter Grüntee). Kochen Sie 100 ml Reismilch auf und schäumen Sie die in einem Glas. Fügen Sie dann einen TL Matcha hinzu, nochmals verquirlen und schließlich mit heißem Wasser auffüllen. Geschmacklich ist der Tee zwar ganz anders, aber das Ritual ähnelt sich – und der grüne Kick hat weitere Vorteile: Er macht sanfter wach und hält länger fit als ein normaler Kaffee.

VEGAN »TO GO« FÜR KIDS

Mein vierjähriger Sohn liebt seine Gurkenscheiben in der Brotzeitbox noch mehr, wenn ich ihm mit Plätzchenformen Herzen und Sterne aussteche. Da schnabuliert er dann zuerst die Herzen, dann die Umrandungen der Herzen; es muss also nichts weggeworfen werden, und trotzdem kann das Auge mitessen. Oder ich mache ihm kleine, bunte Gemüsespießchen auf Zahnstocher; funktioniert auch mit Obst super!

In seiner Box finden sich jeden Tag ein bis drei Gemüsesorten und zwei kleine Tofuwürstchen oder etwas Obst, dazu gibt's eine Scheibe Brot mit Pflanzencreme oder Margarine. Zu trinken bekommt er stilles Quellwasser.

Sport, wird die Muskelmasse langfristig weniger werden – Sie nehmen an Fettmasse zu, was leicht schwabbelig wirken wird.

Nehmen Sie als unsportlicher Mensch weniger kcal zu sich, als Ihr Körper für ein Leben ohne Sport benötigt, nehmen Sie ab, nicht radikal, sondern nach und nach. Doch Vorsicht: Ihr Körper wird sich die fehlende Energie dort holen, wo er sie am leichtesten anzapfen kann: In den Muskeln. Fatalerweise bildet sich dann Ihre Muskulatur zurück, erst als Allerletztes werden die Fettschichten angegriffen. Die schlimmen Folgen: Sie fühlen sich nicht nur energielos, sondern auch müde und krank.

Reduzieren Sie dagegen die Kalorienmenge bei gleichzeitigem Sporttreiben, verändert Ihr Körper seine Strategie sehr vorteilhaft: Ihre Muskelmasse wird durch regelmäßiges Üben mehr werden, und der Stoffwechsel lernt, die Fettreserven zu nutzen. Sie werden also gleichzeitig muskulöser und schlanker. Genau nach diesem Prinzip folgt dieses Workout-Programm. Und hungern müssen Sie auch nicht, denn weniger Kalorienzufuhr ist nicht unweigerlich mit Hungergefühl verbunden. Es ist sogar sehr unwahrscheinlich, dass Sie in diesen vier Wochen großen Hunger verspüren werden, denn der große Vorteil pflanzlicher Nahrung besteht im größerem Nahrungsvolumen: Ihr Teller wird voll, Ihr Magen auch. Nur die Energie(Fett-)speicher an Hüften und Oberschenkeln bekommen nichts mehr ab.

VEGAN IM ALLTAG

Wer nicht immer geregelte Mahlzeiten zu sich nehmen kann, beruflich viel unterwegs ist und auswärts essen muss, kann sich dennoch vegan ernähren. Ein klein wenig Vorbereitung ist notwendig, doch damit können Sie verhindern, Gesundheit und Fitness nicht durch ungünstige Ernährung mit »On-the-go«-Produkten zu kompromittieren.

Das geht ganz einfach: Besorgen Sie sich eine gute Auswahl an Plastikboxen in verschiedenen Größen und mit unterteilten Fächern. Fangen Sie an, sich schon am Vortag Gedanken zu machen, was, wann und wie Sie am nächsten Tag essen möchten. Bereiten Sie beispielsweise Nussmischungen vor und schnippeln Sie abends Rohkost in die Tupperdosen. Bereiten Sie zweimal pro Woche Dips für Ihre Rohkost vor. Überhaupt: Warum nicht bei jedem Kochabend ein wenig mehr machen und eine übriggebliebene Portion einfrieren? Vergessen

Sie nur nicht, die Einfrierportionen zu markieren – sonst geht es Ihnen so wie mir, und Sie haben öfter mal ein Überraschungsgericht auf dem Teller.

DREI OPTIMALE ENERGIEQUELLEN

Wenn Sie Sport treiben, brauchen Sie schnell verfügbare Energie. Diese bekommen Sie in Form des Blutzuckers. Zucker gehört zu der Gruppe der Kohlenhydrate. Kohlenhydrate sind sozusagen das Superbenzin des Körpers, denn der Stoffwechsel hat es bei diesem Energielieferanten am leichtesten, das Vorhandene möglichst ökonomisch in Energie umzuwandeln. Kohlenhydrate werden in geringem Umfang in der Muskulatur gespeichert, in größerem Umfang in der Leber. Transportiert werden sie über das Blut. Viele Kohlenhydrate finden Sie in Obst, Gemüse, Hülsenfrüchten und Vollkornprodukten. Sind die Kohlenhydrat-Vorräte aufgebraucht, greift der Körper auf die Fettreserven zu. Das klappt immer zügiger und intensiver, je besser der Stoffwechsel (und damit Ihre Grundlagenausdauer) trainiert ist. Da Sie kein Fett zulegen, sondern es eher loswerden möchten, sollten Sie auf eine geringe Zufuhr von Fett achten und auf Zutaten mit mehrfach ungesättigten Fettsäuren zurückgreifen, beispielsweise Lein-, Raps-, Distel- oder Sonnenblumenöl. Sie finden ab Woche 2 gezielte Fatburner-Workouts, um Herz, Kreislauf und Fettstoffwechsel auf Trab zu bringen.

Die dritte Energiequelle, Proteine, zapft der Stoffwechsel übrigens nur in Ausnahmesituationen an, denn dafür wird viel Energie benötigt, und die Ausbeute an Treibstoff ist relativ gering. Wenn Sie nicht gerade Marathonläufe absolvieren, können Sie diese als Energiequelle vernachlässigen.

PFLANZENKOST LIEFERT POWER-PROTEINE

Im Zuge des Diätenwahnsinns kursiert immer noch die Mär von der eiweißhaltigen Diät, die angeblich den Stoffwechsel besser in Fahrt bringt. Doch Vorsicht: In erster Linie ist ein Übermaß an Proteinen schwerer Tobak für die Nieren. Zweitens bekommen Sie mit einer ausgewogenen Pflanzenernährung locker die Menge, die Sie für den Body und Ihre Muskeln brauchen – und zwar von amerikanischen Wissenschaftlern bestätigt. Die Empfehlungen gehen hier ein wenig auseinander – aber selbst bei einer Höchstmenge von 1,7 Gramm je Kilogramm Körpergewicht macht das für eine 65 Kilogramm schwere Frau rund 110 Gramm Protein – was Sie mit einem Sojaschnitzel und etwas Kichererbsenbrei sofort zusammen haben.

Es gibt 20 Aminosäuren im Körper, von denen wir nur elf selber herstellen können – der Rest muss übers Essen zugeführt werden. Das geschieht am sinnvollsten über Pflanzenkost. Dabei müssen auch keine bestimmten Lebensmittel für eine ideale Versorgung kombiniert werden, wie man lange Zeit annahm. Pflanzliche Proteinquellen haben tierischen Proteinquellen gegenüber entscheidende Vorteile: Sie kommen immer in Kombination mit Ballaststoffen und enthalten auch noch mehrkettige, also langfristig verfügbare Kohlenhydrate. Sie müssen auf diese Gruppe der Körperbausteine nur achten, wenn Sie sehr viel Sport treiben. Ansonsten reicht es vollkommen aus, sich abwechslungsreich und vielfältig zu ernähren.

Setzen Sie regelmäßig auf eine Nahrung aus den vier Gruppen Vollkornprodukte, Obst, Gemüse und Hülsenfrüchte, verwenden Sie Fett sehr sparsam – und Sie können im Grunde nichts falsch machen!

» SETZEN SIE REGELMÄSSIG AUF EINE NAHRUNG AUS DEN VIER GRUPPEN VOLLKORNPRODUKTE, OBST, GEMÜSE UND HÜLSENFRÜCHTE. «

Prioritäten setzen: Die PETA empfiehlt

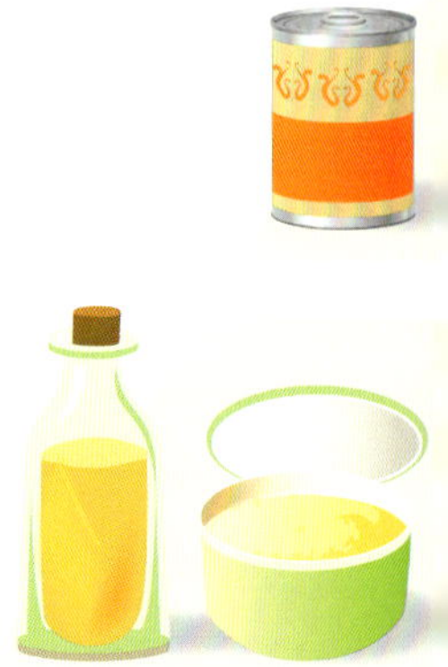

ÖLE, FETTE UND SALZ

Achten Sie auf Abwechslung bei der Ölauswahl und einen sparsamen Umgang mit Salz. Leinöl liefert ganz besonders viele Omega-3-Fettsäuren. Meersalz mit jodhaltigen Algenzusätzen oder jodierte Speisesalze dienen als gute Jodquellen.

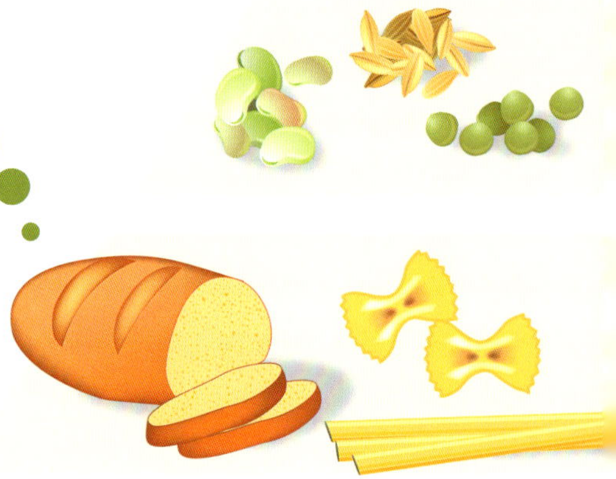

KOHLENHYDRATE

Insbesondere Vollkornprodukte, Nudeln, Brot und Brötchen, aber auch Reis, Mais, Kartoffeln,Quinoa, Bulgur, Amaranth, Hirse, Maronen oder sogar Kochbananen versorgen den Körper mit seinem Hauptbrennstoff: den Kohlenhydraten. Diese Kohlenhydrate werden vom Körper nur langsam aufgespalten und verarbeitet, halten lange satt und leistungsfähig.

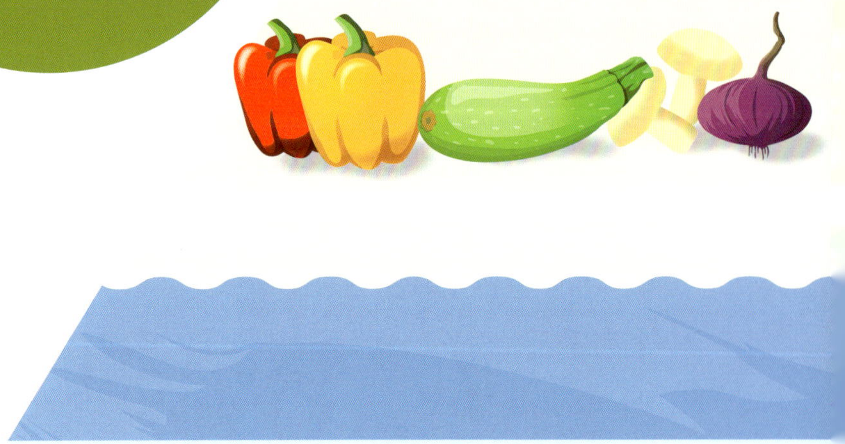

WASSER

Die Grundlage einer gesunden veganen Ernährung bilden etwa 2,5 Liter ungesüßte Getränke am Tag. Achten Sie auf ein kalziumhaltiges Mineralwasser, bevorzugen Sie Kräuter-, Früchte- oder Grüntee sowie gut verdünnte Direktsaft-Schorle. Auch Gemüse und Obst enthalten viel Wasser.

PETA =
People for the **E**thical Treatment of **A**nimals

(Menschen für den ethischen Umgang mit Tieren)

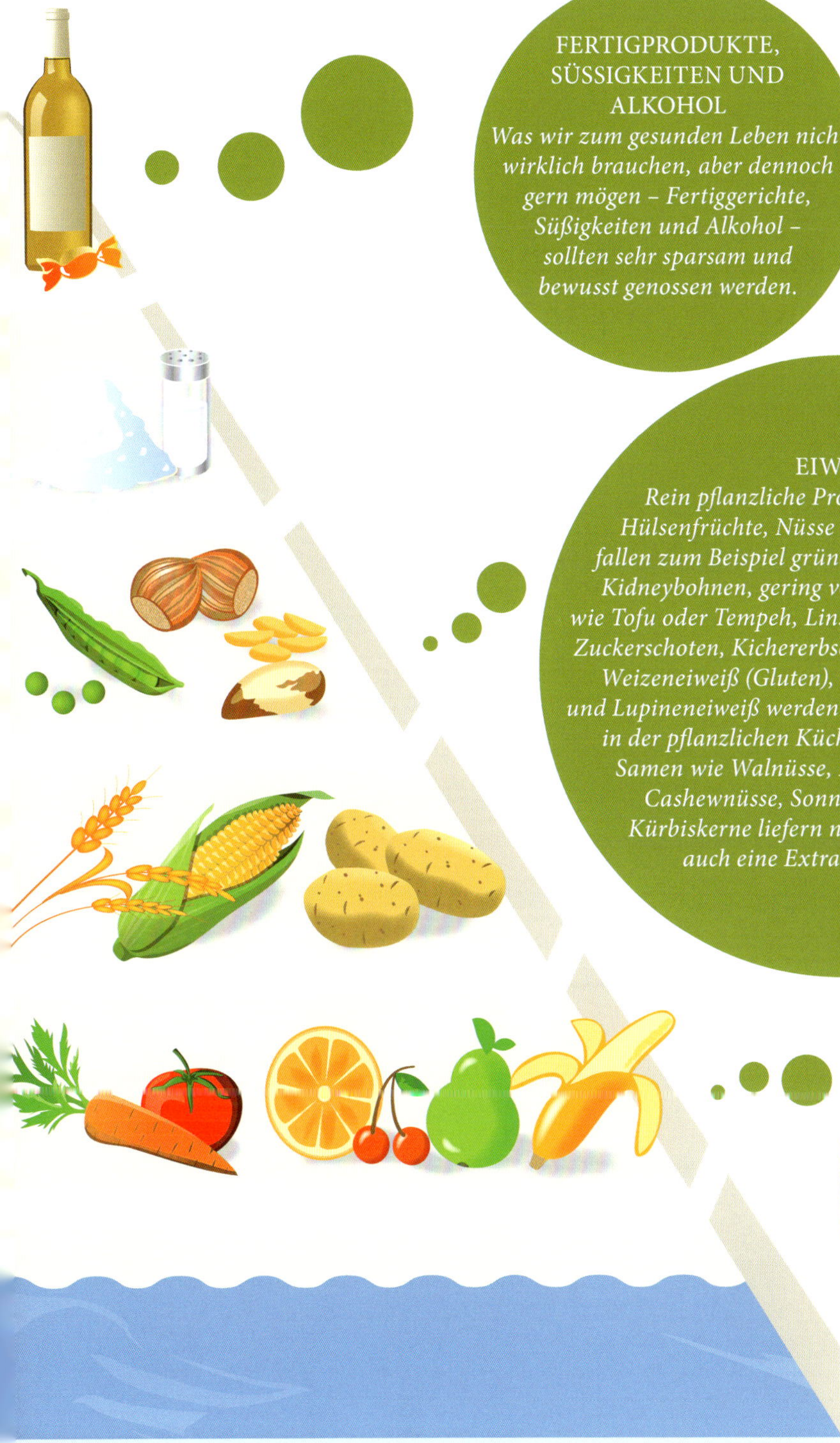

FERTIGPRODUKTE, SÜSSIGKEITEN UND ALKOHOL

Was wir zum gesunden Leben nicht wirklich brauchen, aber dennoch gern mögen – Fertiggerichte, Süßigkeiten und Alkohol – sollten sehr sparsam und bewusst genossen werden.

EIWEISS

Rein pflanzliche Proteinlieferanten sind Hülsenfrüchte, Nüsse oder Samen. Darunter fallen zum Beispiel grüne Bohnen, weiße Bohnen, Kidneybohnen, gering verarbeitete Sojaprodukte wie Tofu oder Tempeh, Linsen in allen Farben, Erbsen, Zuckerschoten, Kichererbsen und Erdnüsse. Das reine Weizeneiweiß (Gluten), auch als Seitan bekannt, und Lupineneiweiß werden oft als Fleischersatzprodukt in der pflanzlichen Küche verwendet. Nüsse und Samen wie Walnüsse, Paranüsse, Haselnüsse, Cashewnüsse, Sonnenblumenkerne und Kürbiskerne liefern neben sehr viel Energie auch eine Extra-Portion Eiweiß.

VITAMINE UND MINERALSTOFFE

Drei Portionen Gemüse und zwei Portionen Obst am Tag sind die idealen Lieferanten von Vitaminen, Mineralstoffen und sekundären Pflanzeninhaltsstoffen, die entzündungshemmende oder krebsvorbeugende Wirkungen haben. Eine Portion entspricht einer Handvoll. Ausnahme: Vitamin B12 sollte über angereicherte Lebensmittel, Vitamintabletten oder eine spezielle Zahncreme zugeführt werden.

VITAMINE FÜR VITALES AUSSEHEN

Nicht nur für den reibungslosen Ablauf von Stoffwechselprozessen, auch bei der Verwertung von Energie spielen Vitamine eine große Rolle. Ebenso sind sie für das Immunsystem und beim Zellschutz wichtige Akteure. Die Aufgaben der 13 unterschiedlichen Substanzen, von denen elf nicht vom menschlichen Körper selbst hergestellt werden können, sind sehr unterschiedlich. Es gibt einige Vitamine, die besonders für den Schutz des Körpers vor Fremdeinflüssen wichtig sind. Ihr Wirken soll die Schädigung im Körper durch aggressive Substanzen reduzieren und abwehren. Diese Vitamine werden auch als Antioxidantien bezeichnet. Verlangsamte Zellalterung und vitales Aussehen sind die positiven Wirkungen der Antioxidantien, die in frischem Obst und Gemüse reichlich enthalten sind.

Beim Sport werden die Stoffwechselvorgänge beschleunigt, und es entstehen in kurzer Zeit mehr Freie Radikale im Körper, die abgefangen werden müssen; hier ist eine gute Versorgung mit Vitaminen und Co. sehr wichtig. Auch für die schnellere Erholung nach dem Training sind die kleinen Helferstoffe unerlässlich. Übrigens: Beim Verzehr von Fleisch- und Milchprodukten wird die Bildung von schädigenden Sauerstoffradikalen erhöht.

Antioxidantien können diese zwar unschädlich machen, dafür aber an anderer Stelle nicht mitarbeiten. Neben Fleisch sind auch Alkohol und Zucker wahre Antioxidantienräuber; auch Milch blockiert wissenschaftlich nachgewiesen beispielsweise die Aufnahme von Antioxidantien aus Schokolade.

WASSER MARSCH!

Um das Gewebe beim Entwässern zu unterstützen, können Sie Brennesseltee trinken. Brühen Sie sich morgens und abends je eine Tasse auf und lassen Sie den Tee etwa zehn Minuten ziehen.

ALLES IM FLUSS

Sie werden merken, dass sich Ihr Körper schnell an die gesündere Kost anpasst. Weil Sie mehr Gemüse und Obst zu sich nehmen, wird sich Ihre Verdauung verbessern. Dadurch benötigen Sie mehr Flüssigkeit. Am besten starten Sie bereits mit zwei großen Gläsern stilles Wasser auf nüchternem Magen in den Tag. Wenn Sie es mögen, dann geben Sie eine Prise Himalajasalz in jedes Glas. Das fördert die Verdauung besser als ein Kaffee (auf den Sie in den folgenden vier Wochen leider verzichten müssen) und verbessert die Flüssigkeitsbilanz. Achten Sie beim Wasser auf einen hohen Anteil an Kalzium und Natrium. Der Chlorid-Wert sollte möglichst niedrig sein. Ist der pH-Wert des Wassers angegeben, sollte dieser einen Wert um 7 aufweisen, der dem des Blutes sehr nah ist. Vermeiden Sie Wasser aus Plastikflaschen und bevorzugen Sie Sorten, die aus einer einzigen Quelle kommen. Steht Tafelwasser auf der Verpackung, ist das nicht der Fall. Empfehlenswerte Sorten sind die der Lauretana-Quelle oder die Marke St. Leonhardquelle. Bei diesen beiden Wasserherstellern können Sie beste Qualität und wenig gelöste Feststoffe im Wasser erwarten.

Das verbessert die Aufnahmefähigkeit für Schlackenstoffe und verbessert die Sauerstoffaufnahme ins Blut. Sehr interessant im Zusammenhang mit Wasser ist auch die Wirkung von salzarmer, bewusst gewürzter Pflanzenkost: Lassen Sie zusätzlich drei bis vier Pfund in den nächsten Wochen purzeln, indem Sie auf Salz nahezu verzichten. Das Salz im Kochwasser von Gemüse und Co. reicht im Grunde vollkommen aus, um ausreichend mit Salz versorgt zu werden. Die restliche Salzzufuhr sorgt nur für unnötige Wassereinlagerungen im Gewebe, auf die Sie bestimmt gut verzichten können. Verwenden Sie weniger Salz, lässt der Körper die Salzereserven im Gewebe los und damit auch je Gramm Salz etwa 100 Gramm Wasser. Das Trinken von stillem Wasser wiederum unterstützt den Abtransport von überschüssigem Salz im Körper. Das bedeutet konkret: viel stilles Wasser trinken, gleichzeitig wenig Salz über das Essen aufnehmen – und das Gewebe entwässert.

VITAMIN B12 IM FOKUS

Es gibt viele wissenschaftliche Studien, die belegen, dass einzig und allein das Vitamin B12, was vom Körper selber nicht hergestellt werden kann, bei veganer Ernährung ein Problem sein könnte. Es gibt in letzter Zeit immer mehr Gegenstudien dazu, und letzten Endes muss sich jeder selber damit auseinandersetzen, denn eine eindeutige Aussage gibt es dazu nicht. Meiner Meinung nach hat der liebe Gott die Ernährung so gestrickt, dass man mehr als genug von dem bekommt, was auch immer man benötigt, und wenn Sie gerade erst von vegetarischer oder omnivorer auf vegane Ernährung umsteigen, können Sie sich sowieso zurücklehnen: Ihre Vorräte an B12 im Körper reichen noch für die nächsten 20 bis 30 Jahre.
Manche Wissenschaftler behaupten, dass bestimmte Bakterien, von denen ein Veganer mehr hätte, im Darm das B12 selbst produzieren würden – was andere Wissenschaftler widerlegen wollen. Wer von beiden Parteien Recht hat, konnte ich nicht herausfinden, aber wenn Sie beunruhigt sind wegen Ihres Vitamin-B12-Vorrates, dann können Sie ganz einfach natürliches, bioaktives Methylcobalmin in Form von Tabletten, Tropfen oder Kapseln regelmäßig zu sich nehmen.

WIE VIEL IST GENUG?

Um optimal versorgt zu sein, gibt es die Versuche verschiedener Institute und Beratungseinrichtungen, konkrete Mengen zu benennen. Doch woran werden die empfohlenen Mengen festgemacht? Sind sie nur ausreichend, um nicht krank zu werden, oder sind das wirklich die Mengen, die ein Sportler benötigt, um effektiv das Immunsystem zu stärken und gesund zu bleiben? Die Meinungen gehen da auseinander.
Ich empfehle Ihnen: Probieren Sie einfach aus, ob Sie sich mit dem Veganprogramm aus diesem Buch besser fühlen, ob sie über mehr Energie verfügen und mehr Power verspüren, mehr Lust auf Sport haben und die gute Laune sich einstellt. Starten Sie unbedingt mit einem frischen Vitaminkick in den Tag, bereiten Sie sich einen frisch gepressten Saft aus viel Gemüse und etwas Obst zu. Oder genießen Sie einen Smoothie, der den Bauch etwas besser füllt. Sie werden die Umstellung vom »klassischen« Frühstück auf den gesunden Start in den Tag anfangs ungewöhnlich finden, aber es ist Ihnen ja unbenommen, auf Normalbetrieb zurückzuschalten, wenn es Ihnen tatsächlich nicht guttun sollte.

FITNESS FÜR DIE KÖRPERZELLEN: HIER FUTTERN SIE ANTIOXIDANTIEN SATT

Vitamin A:
Karotten, Orangen, Spinat, Feldsalat, Staudensellerie, Grünkohl, roter Paprika, Süßkartoffeln, Honigmelone, getrocknete Aprikosen, Mango
Vitamin C:
Zitronen, Grapefruit, schwarze Johannisbeeren, Papaya, Brokkoli, Guave, grüner Paprika, Grüntee, Rosenkohl, Grünkohl, Petersilie, Sanddorn, Hagebutte
Vitamin E:
Getreide, Nüsse, Samen, Pflanzenöle, Avocado, Spinat, Heidelbeeren, Spargel, Wirsing, Sanddorn, Hagebutte
Selen:
Kokosnuss, Paranuss, Erdnuss, Ölfrüchte, Pilze, Vollkornbrot, Weizenkeime, Reis, Linsen, Sojabohnen, Spargel, Hefe, Nüsse
Polyphenole und Flavonoide:
Beides kommt vor allem in den Hüllen der Früchte und Gemüsesorten vor, bspw. rote Trauben, Rotwein, Granatapfel, Zitronenmelisse, Zitrone, Weintrauben, Tee, Kakao, Kohl, Radieschen, Walnüsse, Äpfel
Minus-geladener Wasserstoff:
frisches Obst und Gemüse, frisches Quellwasser

Saft und Superfoods: Superhelden der Nahrungsmittel

» IHR LIFESTYLE WIRD GESÜNDER, ENERGETISCHER, SPORTLICHER WERDEN. LEICHTIGKEIT AUF ALLEN EBENEN, SPASS AM SPORT UND SPASS AM LEBEN. «

Nicht auf den Energiegehalt und die Kalorien allein kommt es beim Essen an: Besonders die Nährstoffdichte und die Qualität unserer Nahrung entscheiden über eine bessere Gesundheit und eine schlankere Figur.
Als Vitalstoffbomben voller Vitamine und Antioxidantien erweisen sich frisch gepresste Säfte und Smoothies. Säfte werden dabei durch Auspressen von Obst und Gemüse gewonnen, und Smoothies sind ganze Früchte und Gemüsestücke, die im Mixer zerkleinert werden, bis sie trinkbar sind. Um einen leckeren Saft oder Smoothie zu erhalten, ist ein Mischverhältnis von 3:2 (Gemüse:Obst) empfehlenswert.
Sie können die Getränke noch aufwerten, indem Sie sogenannte Superfoods hinzufügen: Diese Gräser, Pflanzen und Beeren sind, was die Inhaltsstoffen, betrifft, zwischen normalem Gemüse, normalem Obst und medizinischer Heilpflanze anzusiedeln. Superfoods zeichnen sich durch einen signifikant höheren Gehalt an Nährstoffen wie Vitaminen, Mineralien, Spurenelementen und Proteinen aus; viele davon sind in pulverisierter Form zu bekommen und können fertigen Drinks, Salaten oder Gerichten einfach hinzugefügt werden. Auch die sogenannten Vitalpilze fallen in die Kategorie der Superfoods. Achten Sie beim Kauf auf die Herkunft und bevorzugen Sie kurze Lieferwege.

PRESSEN ODER MIXEN?

Entsaften hat den unschlagbaren Vorteil, dass die gewonnene Flüssigkeit einen hohen Anteil an Nährstoffen enthält und schnell getrunken werden kann. Smoothies hingegen enthalten wirklich die gesamte Frucht, das komplette Gemüse. Sie haben somit den großen Vorteil, dass dem Körper zusätzlich Ballaststoffe zugeführt werden.
Wer es also eilig hat, viel Energie benötigt und rasch die nächste Mahlzeit zu sich nehmen möchte, ist mit einem Saft besser beraten. Ist der Sinn des Zerkleinerns Sättigung, sind Sie mit einem Smoothie besser dran. Säfte und Smoothies sollten immer frisch zubereitet werden und halten sich im Kühlschrank maximal einen halben Tag. Je länger der Saft steht (auch im Kühlschrank), desto weniger Überlebenschance haben Vitamine und Co. Die Geräte zum Mixen und Entsaften sollten Sie am besten sofort nach Gebrauch reinigen, da eingetrocknete Reste schwer zu entfernen sind.

SLOW ODER SPEED?

Beim Entsaften und beim Mixen scheiden sich die Geister: Bei hoher Umdrehungszahl im Mixgerät für Smoothies wird das Grün des Gemüses besser aufgespalten und das Chlorophyll besser freigesetzt. Die Preise der Geräte sind doppelt so hoch wie bei handelsüblichen Mixern. Beim Entsaften setzt der Profi auf möglichst schonende Langsamkeit, um keine Vitalstoffe zu zerstören; selbstverständlich auch zu Ungunsten Ihres Budgets.
Meine Meinung dazu: Wer mit der veganen Ernährungsweise beginnt, ist mit einem egal wie gewonnenen frischen Saft oder Smoothie gut beraten. Die Feinheiten der Chlorophyllgewinnung können Sie auch als Profi ganz einfach umgehen, indem Sie ein entsprechendes Pulver hinzufügen oder ein Algenpulver einstreuen. Ich persönlich besitze einen uralten Billigentsafter, der zwar horrend schwierig zu reinigen ist, aber zuverlässig funktioniert. Für meine Smoothies habe ich mir einen Mixer zugelegt, der im mittleren Preissegment liegt. Ich füge meine Superfoods zu Ende des Mixprozesses hinzu.

SUPER SAFT – SUPER SUPPE

Beim Entsaften fällt immer sehr viel Fruchtfleisch an. Das ist zwar super im Kompost und sorgt für perfekte Blumenerde, aber Sie können die Reste noch besser nutzen: Ziehen Sie auch noch die letzten Mineralstoffe und Vitamine aus Ihrem Obst und Gemüse heraus, indem Sie die festen Reste aus dem Entsafter zum Herstellen von Gemüsebrühe verwenden! Kochen Sie das Fruchtfleisch einfach für rund 20 Minuten aus und sieben Sie die festen Bestandteile heraus. Das ergibt eine perfekte Basis, um Gemüsesuppen zuzubereiten. In kleinen Mengen eignet sich das Fruchtfleisch auch als Extra-Zutat in Pastasoßen – oder Sie streuen ein, zwei Esslöffel davon über Ihren Salat. Gemüsereste ergeben zusammen mit Olivenöl, etwas Knoblauch, Chili und Currypulver auch eine leckere Salsa-Soße. Wer viele Karotten im Saft mag, kann die Überreste vom Entsaften auch in einen Karottenkuchen verwandeln. Überreste von Gemüse machen sich auch prima als Gesichtsmaske: Einfach mit einem hochwertigen Öl mischen und auftragen. Gurke wirkt dabei erfrischend und sorgt für mehr Feuchtigkeit in der Haut. Karotte wirkt antiseptisch, und Apfelreste haben einen sanften Fruchtsäurepeeling-Effekt.

KLEINE KNOLLE MIT FATBURNER-EFFEKT

Ingwer hat viele gute Seiten: Die Stoffe aus der Knolle wirken im Körper wie ein natürliches Antibiotikum. Auch die stärkende Wirkung auf den Magen ist belegt; in der Schwangerschaft wird bei Morgenübelkeit zu Ingwerbonbons geraten. Ingwer im Saft oder Smoothie sorgt für den Extra-Kick bei der Fettverbrennung: Die Schärfe regt den Stoffwechsel an, die Energiegewinnung aus den Fettzellen wird unterstützt. Für die Verwertung im Saft sollte die Knolle nicht geschält werden, beim Smoothie dagegen besser die Schale entfernen.

»

NUR WENN GEMÜSE AUF RICHTIGER ERDE WÄCHST, ENTHÄLT ES AUCH NÄHRSTOFFE.

«

FRISCH IST NICHT GLEICH FRISCH

Legt man sie nebeneinander, sehen sie sich zum Verwechseln ähnlich. Aber bereits wenn Sie an einer Tomate, einer Gurke oder einer Paprika aus dynamisch-biologischem Anbau und den Gegenstücken aus dem Supermarkt riechen, werden Sie gravierende Unterschiede feststellen. Besonders intensiv fiel mir der Unterschied bei Gurken auf. Sie müssen beileibe kein Lebensmittelchemiker sein, um zu merken, dass hier etwas nicht stimmt. Mit Sicherheit ist die Gurke aus dem Discounter immer noch besser als gar keine Gurke, aber die geschmacklichen und inhaltlichen Vorteile eines Lebensmittels, das diesen Namen auch noch verdient, liegen in der dynamisch-biologischen Anbaumethode.

Nur wenn das Gemüse auf Böden wachsen kann, die noch als Erde bezeichnet werden können und nicht mit Monokulturen über Jahre hinweg ausgelaugt und wertlos gemacht wurden, kann es auch Nährstoffe enthalten. Nur wenn auf Pestizide und Chemie verzichtet wird, können Sie sicher sein, dass sich kein Gift in Ihrem Körper anlagert. Und dann können Sie auch Schalen mitessen, die Sie bei Supermarktgemüse besser entfernen sollten. Mit dem Abschälen gehen Ihnen auch leider Ballaststoffe und wichtige Nährstoffe flöten. Die können Sie selbst mit teuren Zusatzmitteln nicht so einfach ersetzen. Nehmen Sie deswegen lieber Obst und Gemüse aus biologisch-dynamischem Anbau. Kaufen Sie lieber weniger und verwerten Sie restlos alles.

SPROSSEN SIND WAHRE SUPERSTARS

Fettarm und voll mit Proteinen, Vitaminen, Ballast- und Mineralstoffen: Keimendes Saatgut ist in mehrfacher Hinsicht eine perfekte Ergänzung in puncto Nährstoffhaushalt und sollte auf jedem Teller regelmäßig vorkommen. Beim Keimvorgang erhöht sich zum einen der Gehalt von essentiellen Aminosäuren im Vergleich mit den Samen um das bis zu Fünffache, und auch der Vitamin- und Mineralstoffgehalt nimmt im Vergleich zu ausgereiftem Gemüse oder ausgewachsenen Pflanzen enorm zu.

Besonders wichtig bei veganer Ernährung:

Sprossen haben einen hohen Vitamin B12-Gehalt.

Besonders empfehlenswerte Sprossen sind beispielsweise Mungobohnen, Linsen, Kichererbsen, Alfalfa, Brokkoli.

Lebensmittel-Check: Top oder Flop?

ES IST IM GRUNDE GANZ EINFACH, GUTE LEBENSMITTEL ZU FINDEN UND AUSZUWÄHLEN. UNTERZIEHEN SIE DIE LEBENSMITTEL, DIE SIE VERZEHREN WOLLEN, EINFACH DEN FOLGENDEN DREI KONTROLLFRAGEN:

1.

HAT MEIN ESSEN EINE HOHE NÄHRSTOFFDICHTE?

Nur wenn das, was auf Ihrem Teller liegt, biologisch-dynamisch auf nährstoffreichen Böden mit genügend Wildwuchs dazwischen angebaut wurde, kann das der Fall sein.

2.

IST DAS ESSEN SAUBER?

Damit meine ich nicht, ob grober Dreck anhaftet, sondern ob zur Erzeugung Chemikalien verwendet wurden, wie beispielsweise Geschmacksverstärker, Farbe, Konservierungsstoffe, Bleichmittel, genverändertes Samengut oder Pestizide. Letztere wirken übrigens auch nach dem Auftragen auf das Lebensmittel weiter; glücklicherweise sind wir größer als Insekten und können eine kleine Menge Gift ohne größeren Schaden aufnehmen, jedenfalls dann, wenn es nur gelegentlich geschieht.

3.

IST DAS NAHRUNGSMITTEL NATURBELASSEN?

Wenn ja: Super, ab in den Mund damit!
Aber Achtung bei der Weiterverarbeitung: Eine biologisch-dynamisch angebaute Paprika in die Mikrowelle zu werfen, wäre eine unglaubliche Verschwendung eines qualitativ hochwertigen Lebensmittels.
Denn dadurch würden Nährstoffe vernichtet werden, das Lebensmittel wäre somit größtenteils unbrauchbar für den Nährstoffhaushalt.

Let's get started: So funktioniert's

» VEGANE ERNÄHRUNG UND WORKOUT GEHEN IN DEN FOLGENDEN VIER WOCHEN HAND IN HAND UND SORGEN DAFÜR, DASS SIE ZUM EINEN GESUNDHEIT PUR FUTTERN, ZUM ANDEREN DER STOFFWECHSEL AUF TOUREN KOMMT UND AUCH BLEIBT. «

Es gibt Zeitspannen, die der Körper benötigt, um Gewohnheiten und Verhaltensweisen umzustellen. Vier Wochen sind ein guter Zeitraum, um den Ernährungsstil in Richtung figurbewusst, gesund und schlank umzugestalten – und der perfekte Zeitrahmen, um sportlich aktiv zu werden und den Grundumsatz dauerhaft zu steigern. Vegane Ernährung und Workout gehen in den folgenden vier Wochen Hand in Hand und sorgen dafür, dass Sie zum einen Gesundheit pur futtern, zum anderen der Stoffwechsel auf Touren kommt und auch bleibt.

SPORTLICHER NEUSTART

Gezielte Yoga-Übungen während des gesamten Programms sorgen dafür, dass die Umstellung leichter gelingt und entstehende Schadstoffe und gelöste Schlacken leichter aus dem Körper ausgeleitet werden. Wem das zu esoterisch klingt, der kann sich auf den entspannenden, dehnenden Effekt der Asana-Praxis freuen – und wird trotzdem Schadstoffe los, die sich im Körper über die Jahre hinweg ansammeln, bevorzugt im Bindegewebe.

GUTER START MIT YOGA

In der ersten Woche ist alles neu, und vor allem Ihr Verdauungssystem könnte ordentlich in Schwung kommen. Hier ist ein leichtes Übungsprogramm aus Yoga-Übungen angezeigt. Absolvieren Sie bitte alle gezeigten Übungen in der angegebenen Reihenfolge wie beschrieben nacheinander. Im Trainingsplan auf der Seite 33 sehen Sie, an welchen Tagen Sie üben sollten und welche Übungen auf dem Programm stehen: Steht da »Woche 1«, so bedeutet das für Sie, dass Sie alle Übungen aus diesem Zeitabschnitt absolvieren. Ab der zweiten Woche werden Sie neue Übungen kennenlernen, aber auch bereits bekannte Übungen weiterhin durchführen. Das ist wichtig, um den Detox-Effekt dauerhaft beizubehalten.

WOCHE FÜR WOCHE NEUE TRAININGSREIZE

Der Fokus der zweiten Woche liegt darauf, die Fettverbrennung auf Touren zu bringen und den Stoffwechsel dauerhaft zu verändern.

In Woche 3 lernen Sie neue Yogaübungen kennen, machen aber weiterhin auch Fatburner-Moves, um den Körper nicht zu sehr abschlaffen zu lassen. In der vierten Woche schließlich erfährt der Körper mit neuen Fatburner-Übungen noch mal einen neuen Trainingsreiz; auch hier machen Sie bitte trotzdem regelmäßig wie angegeben Yoga-Übungen, um den Detox-Effekt beizubehalten.

20 MINUTEN FÜR DIE FITNESS

Ihr tägliches Übungsprogramm dauert 15 bis 20 Minuten, und Sie sollten sich bewusst machen, dass ein Mehr an Sport Ihrem Körper natürlich zugute kommen würde – Sie aber einen sanften Einstieg mit diesem Programm machen und dank der Kombination aus Ernährung und Bewegung sehr gute Ergebnisse erzielen können. Jegliche Aktivität im Alltag zählt: Nehmen Sie doch öfter mal die Treppe, oder laufen Sie zu Fuß, lassen Sie das Auto stehen. Vielleicht können Sie kleinere Einkäufe mit dem Fahrrad erledigen oder eine U-Bahn-Station eher aussteigen und einen Spaziergang machen? Aktive Mittagspausen sind auch sehr geeignet, um den Stoffwechsel in Schwung zu halten und das Gehirn mit Sauerstoff zu fluten. Wetten, dass Sie danach den Nachmittag wesentlich besser überstehen? Öffnen Sie öfter mal die Fenster im Büro; Sauerstoff fördert die Fettverbrennung nachweislich.

» WANN IMMER SIE HUNGRIG SIND, TRINKEN SIE ZUERST EIN GLAS WASSER. «

ESSEN NACH PLAN

Wie beim Sport gibt es natürlich auch bei der Ernährung einen Fahrplan für Sie: Morgens steht immer ein Smoothie als Frühstück auf dem Programm. Pro Woche habe ich sieben Hauptgerichte für Sie zusammengestellt, die Sie entweder mittags oder abends verspeisen sollten. Für das Abendessen sind zusätzlich zwei Rezepte für Dips angegeben, die Sie je Mahlzeit zusammen mit Rohkost, also klein geschnittenem Gemüse, und zwei Scheiben Keimbrot (gibt's im Reformhaus und im gut sortierten Bioladen) oder einer Scheibe Vollkornbrot verzehren können.

ZWISCHENDURCH HUNGRIG?

Wenn Sie zwischendurch der kleine Hunger erwischen sollte, snacken Sie bitte ausschließlich Rohkost. Es hilft, immer einen Apfel mit sich herumzutragen und zur Arbeit eine große, gut gefüllte Tupperschachtel mit klein geschnittenen Karotten, Paprika oder Gurke mitzunehmen. Falls Sie auswärts unterwegs sind: Nüsse sind eine gute Option, sollten aber nur in geringem Maße verzehrt werden, da sie viel Fett enthalten. Besser: Am nächsten Obststand anhalten und das Obst Ihrer Wahl kaufen. Es gibt hier kein gutes oder schlechtes Obst; alles, was Ihnen schmeckt, ist gut für Ihren Körper. Versuchen Sie mal rohe Karotten statt Obst: Das spart Kalorien und füllt gut, außerdem ist der Körper durch das intensive Kauen länger beschäftigt, Sie fühlen sich dadurch schneller satt. Wann immer Sie hungrig sind, trinken Sie zuerst ein Glas Wasser. Die Wahrnehmung von hungrig und durstig ist im Gehirn nicht klar getrennt und wird manchmal unbewusst verwechselt.

Trainieren – aber richtig!

» DIE WORKOUTS BAUEN AUFEINANDER AUF, UND DAS TRAININGSVOLUMEN STEIGT SANFT ABER STETIG AN. «

GEZIELT RELAXEN, ENTSPANNT POWERN

Jede Trainingswoche hat ihre Besonderheiten: Mal geht es mit sanftem Detox-Yoga, mal mit intensiveren Fatburner-Moves zur Sache. Wichtig: Legen Sie sich ein Handtuch bereit und stellen Sie sich eine 0,5-Liter-Flasche Wasser daneben. Trinken Sie bitte während der Yogaübungen nicht, sondern erst danach. Beim Fatburning können Sie dagegen nach jeder Übung einen kleinen Schluck Wasser trinken, wenn Sie möchten. Legen Sie Ihre Mahlzeiten so, dass zwischen Essen und Üben mindestens eine Stunde liegt.

FOKUS WOCHE 1: STARTEN SIE DEN YOGA-TURBO!

Dauer: Etwa 20 Minuten

Die folgenden Übungen wirken entgiftend auf den Körper und sorgen auch für eine grundlegende Geschmeidigkeit und eine entspannte Haltung. Sie dehnen vernachlässigte Muskelgruppen und Körperregionen, denen Sie sonst wenig Beachtung schenken. Wichtig beim Yoga: Atmen Sie immer gleichmäßig ein und aus. Am besten nur durch die Nase. Das sorgt für mehr Präsenz beim Üben und stellt sicher, dass Muskeln und Gewebe mit Sauerstoff geflutet werden. Nur so können Schlacken und Abfallprodukte des Stoffwechsels ins Blut gelangen und abtransportiert werden. Trinken Sie nach dem Üben ein großes Glas Wasser, das unterstützt den Stoffwechsel.

FOKUS WOCHE 2: FATBURNING – ABER RICHTIG!

Dauer: Etwa 15 Minuten

Im Anschluss an die Lockerungswoche folgt ein sanftes Fatburning-Workout. Jetzt ist Ihr Körper bereit, sich etwas intensiver zu bewegen und die Fettverbrennung auf Touren zu bringen. Dadurch verbessern Sie Ihre Grundlagenausdauer und sorgen für einen erhöhten Kalorienverbrauch – auch noch lange nach dem Training. Sie können zwei bis drei Übungen aus Woche 1 nach jedem Fatburner-Workout machen, das unterstützt die schnelle Regeneration des Körpers und beruhigt den Geist.

FOKUS WOCHE 3: AM BALL BLEIBEN

Dauer: Etwa 20 Minuten

Sie haben Ihren Körper optimal in Schwung gebracht. Nun ist es Zeit, die

Entgiftung stärker zu forcieren und gezielt anzukurbeln. Das löst nicht nur Verspannungen, sondern unterstützt auch die Entwässerung des Gewebes. Sie werden schon bald feststellen, dass Ihnen die Übungen eine innere Gelassenheit bescheren und Energie geben. Sollten Sie einen starken Bewegungsdrang haben, können Sie in dieser Woche ergänzend joggen, radeln oder schwimmen. Machen Sie so viel Sport, wie es Ihnen guttut, und vergessen Sie nicht, sich hin und wieder auszuruhen und einfach nur die Füße hochzulegen. Die wichtigste Zeit für den Körper sind die ersten beiden Stunden nach jedem Workout. Dann finden die intensiven Stoffwechsel- und Reparaturvorgänge statt.

FOKUS WOCHE 4: FATBURNING INTENSIV

Dauer: Etwa 15 Minuten

In der letzten Woche können Sie noch mal so richtig Gas geben. Der Stoffwechsel kommt mit dem Workout in dieser Woche auf Hochtouren – Sie verheizen Kalorien satt! Die Fettverbrennung bleibt noch Stunden nach dem Üben sehr aktiv. Sie sollten bis zu zwei Stunden nach dem Üben keine Kohlenhydrate, also auch keine Saftschorle, zu sich nehmen. Trinken Sie ausschließlich stilles Wasser. Machen Sie nach jedem Workout drei Yoga-Übungen aus Woche 3, um die Muskeln zu dehnen und den Geist zu beruhigen.

NINAS TIPP:

Trainieren Sie Ihren Körper auch mal ohne Training, beispielsweise mit Saunagängen oder Kneippgüssen. Kalte Duschen mit anschließender Bürstenmassage durchbluten das Gewebe und helfen gegen Cellulite. Oder Sie machen ein Salzbad: Geben Sie eine gute Handvoll grobes Meersalz in eine halbvolle Badewanne. Das unterstützt die entgiftende Wirkung der Yoga-Übungen und ist gut für die Haut. Direkt nach dem Üben hilft Ihnen eine kurze Meditation, innere Ruhe zu erlangen und die Konzentration zu verbessern: Setzen Sie sich mit überkreuzten Beinen aufrecht hin, schließen Sie die Augen und konzentrieren Sie sich nur auf Ihre Atmung. Beeinflussen Sie diese nicht. Versuchen Sie, die aufkommenden Gedanken vorbeiziehen zu lassen. 5 bis 10 Minuten tägliche Meditation wären ideal.

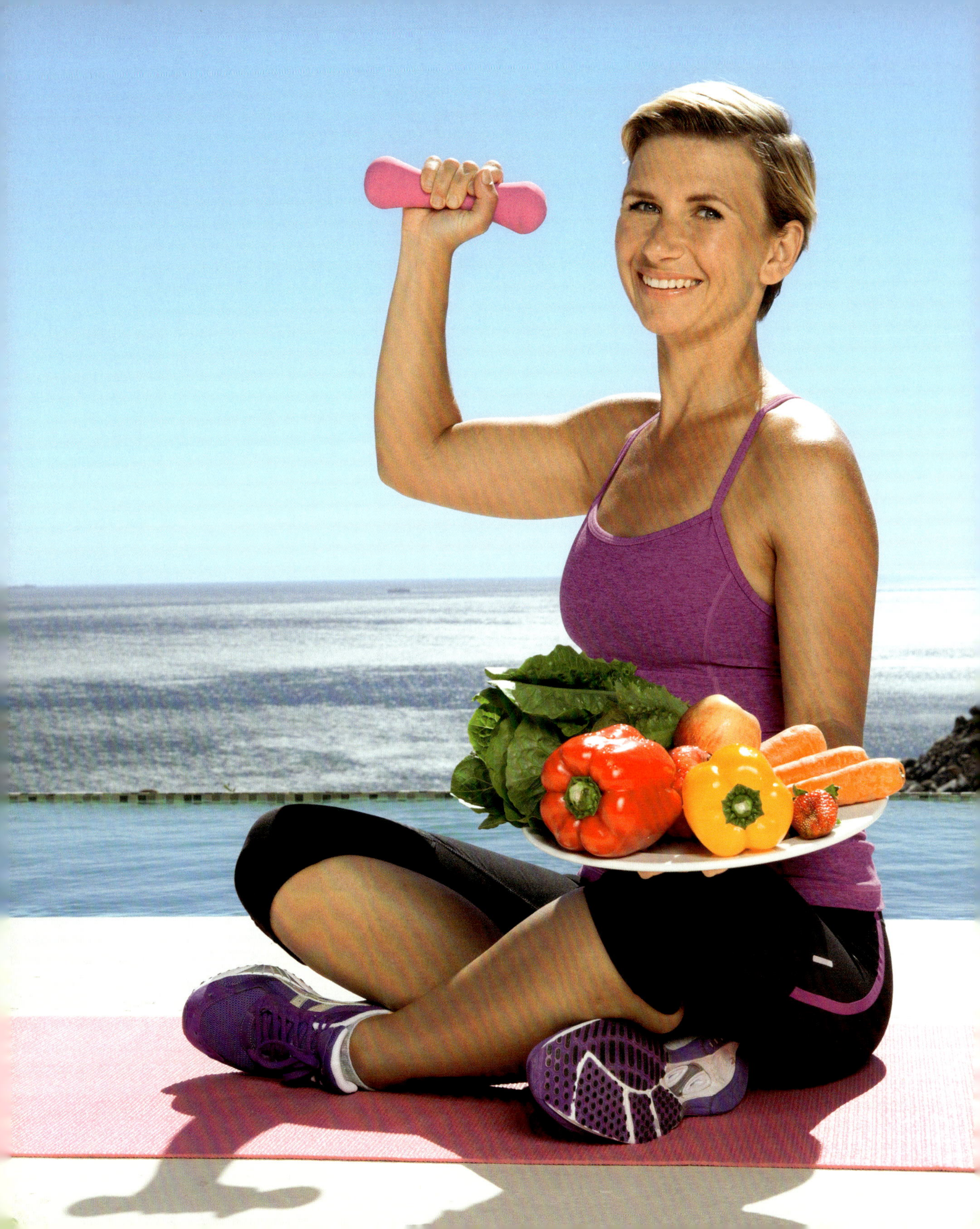

FRÜHSTÜCKSREZEPTE

Grüner Smoothie

Roter Smoothie

Auberginencreme

Hummus

TRAININGSPLAN

Trainingsplan für vier Wochen

VEGANES FRÜHSTÜCK

Smoothies sind ein perfektes Frühstück, machen aber auch als Snack immer eine gute Figur. Sie lassen sich nach Lust und Laune mit allen Wochenplänen kombinieren.

Grüner Smoothie

ZUTATEN

Ergibt 2 Portionen

200 g	Grünkohl
3	große Karotten
1	kleiner Apfel
1/2	Salatgurke
1/2	geschälte Zitrone

ZEIT

7 min

ZUBEREITUNG

Alle Zutaten, bis auf die Zitrone, waschen und putzen, aber nicht schälen. Dann in Stücke schneiden.
Zuerst die Grünkohlblätter in den Blender (Mixer) geben und mit 250 ml Wasser zerkleinern. Dann die Karotten untermixen, gefolgt vom Apfel und der Gurke. Zuletzt die Zitrone und hinzufügen. Den Smoothie am besten sofort nach der Zubereitung trinken, auf keinen Fall länger als einen halben Tag stehen lassen.

VARIANTEN

Statt Grünkohl kann auch junger Blattspinat verwendet werden. Und anstatt des Apfels schmeckt auch Birne gut.
Die Zitrone lässt sich durch eine Limette oder eine Grapefruit ersetzen. Mit einer Stange Sellerie und einer Scheibe Ingwer darin wird der Smoothie am Wochenende zum Detox-Doktor!

PIMP MY SMOOTHIE

Für den Wake-up-Call einfach ½ TL Matcha-Pulver in den Smoothie geben. Für mehr Ausdauer sorgt 1 Prise Chlorella-Algenpulver. Mehr Energie bringt 1 EL Proteinpulver und ½ TL Kokosöl verfeinert den Geschmack.

SPORTY SPICE

Sie brauchen zusätzliche Energie, weil Sie heute das Mittagessen ausfallen lassen oder einen langen Lauf am Nachmittag absolvieren? Dann geben Sie doch eine oder zwei Bananen in den Smoothie hinein! Wer viele Übungen absolviert, die Muskeln trainiert und auf Straffung setzt, kann zudem mit einem Plus an Proteinen viel für Regeneration und Muskelpflege tun: Geben Sie hierfür 2 EL Chiasamen in den Smoothie und eventuell noch ein Glas Wasser dazu, da Chia aufquillt. Die Fettverbrennung können Sie mit Gewürzen unterstützen: Je nach Geschmack regen eine Messerspitze Zimt, Cayennepfeffer oder Chilipulver, aber auch zwei dünne Scheibchen Ingwerknolle den Stoffwechsel an und geben eine interessante Geschmacksnote. Sollte Ihr Smoothie mal zu herb schmecken, geben Sie einfach noch eine Handvoll Beeren oder anderes Obst hinzu.

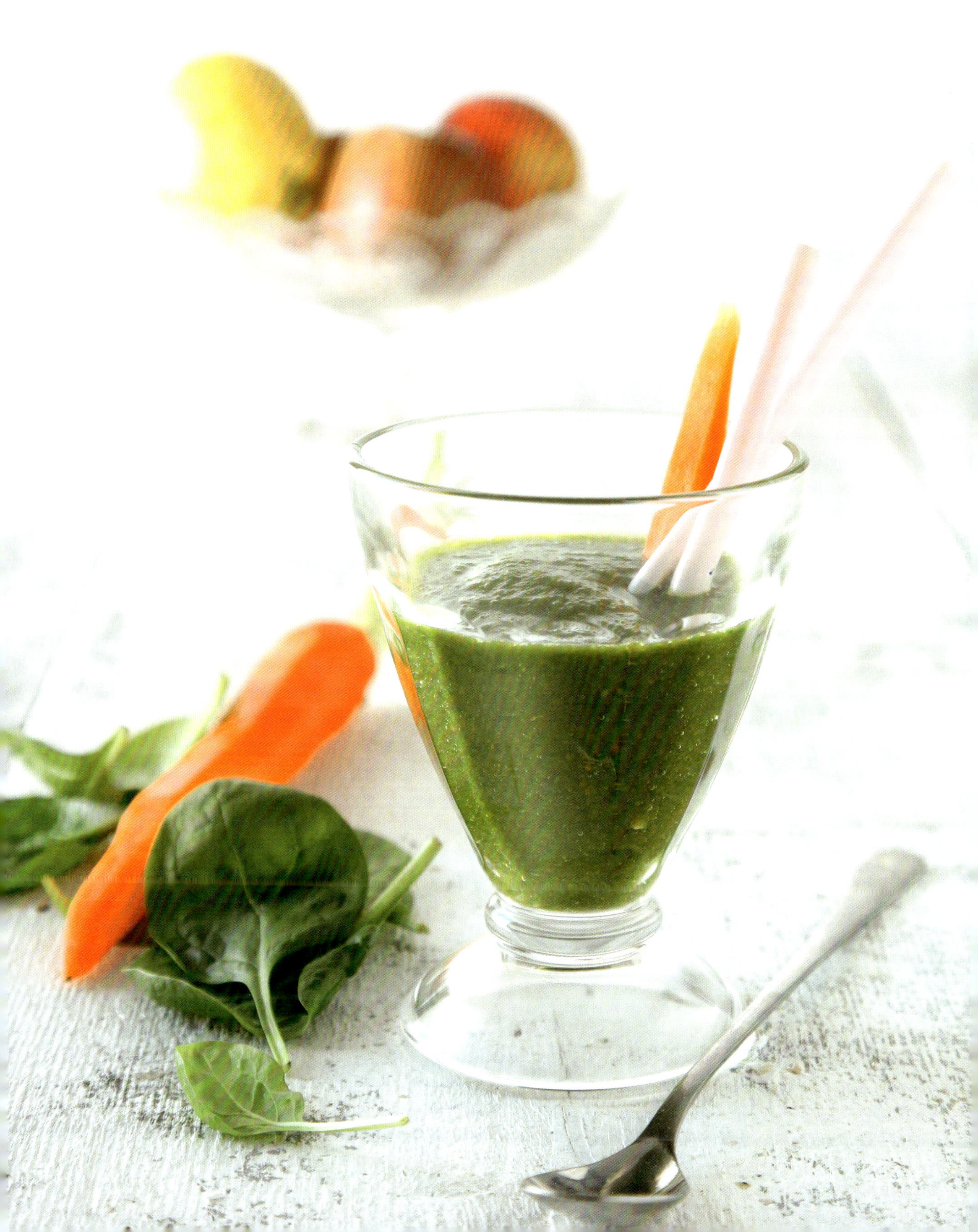

Roter Smoothie

ZUTATEN
Ergibt 2 Portionen

125 g	rote Beeren
2	große Äpfel
2 El	Apfelessig

ZEIT
7 min

ZUBEREITUNG
Beeren und Äpfel waschen, putzen. Äpfel im Blender mit 250 ml Wasser zerkleinern. Dann die Beeren untermixen, gefolgt vom Apfelessig. Mixen, bis die Konsistenz sämig ist.

VARIANTEN
Es gibt diverse rote Beerensorte, wie Erd- oder Johannisbeeren. Es entscheidet der persönliche Geschmack. Anstelle der Äpfel können auch Birnen verwendet werden. Lecker ist auch am Vortag vorbereitetes Rhabarberkompott. Wer den Essig weglässt, kann 500 ml leicht gesüßte Mandel- oder Reismilch hinzugießen, so wird der Smoothie im Handumdrehen zum Milchshake. Für Kinder kann man diesen ganz einfach in Eisförmchen füllen und einfrieren. Zum Süßen ggf. Ahornsirup Grad C verwenden, der wesentlich mehr Mineralstoffe und weniger Fruchtzucker enthält als Sirup der Grade A oder B.

Sauer macht schlank
Apfelessig reguliert nicht nur den Blutzucker, sondern verbessert auch die Verdauung. Der Fruchtessig lässt Sie schneller satt werden, enthält viele Enzyme und unterstützt die Fettverbrennung. Für die Gesundheit ist der saure Apfel auch sehr wertvoll: Er wirkt pilzfeindlich und antimikrobiell, beispielsweise bei Blasenentzündungen. Sie können den Heiler und Schlankmacher auch noch intensiver genießen: Ein bis zwei Esslöffel Apfelessig auf 250 ml Wasser sind ein optimaler Wake-up-Drink. Unmittelbar nach dem Aufstehen genossen macht das Essigwasser augenblicklich wach und sorgt dank Magnesium und Kalium für ein basisches Körpermilieu. Achten Sie auf eine gute Qualität; idealerweise sollte der Essig naturtrüb und unpasteurisiert sein.

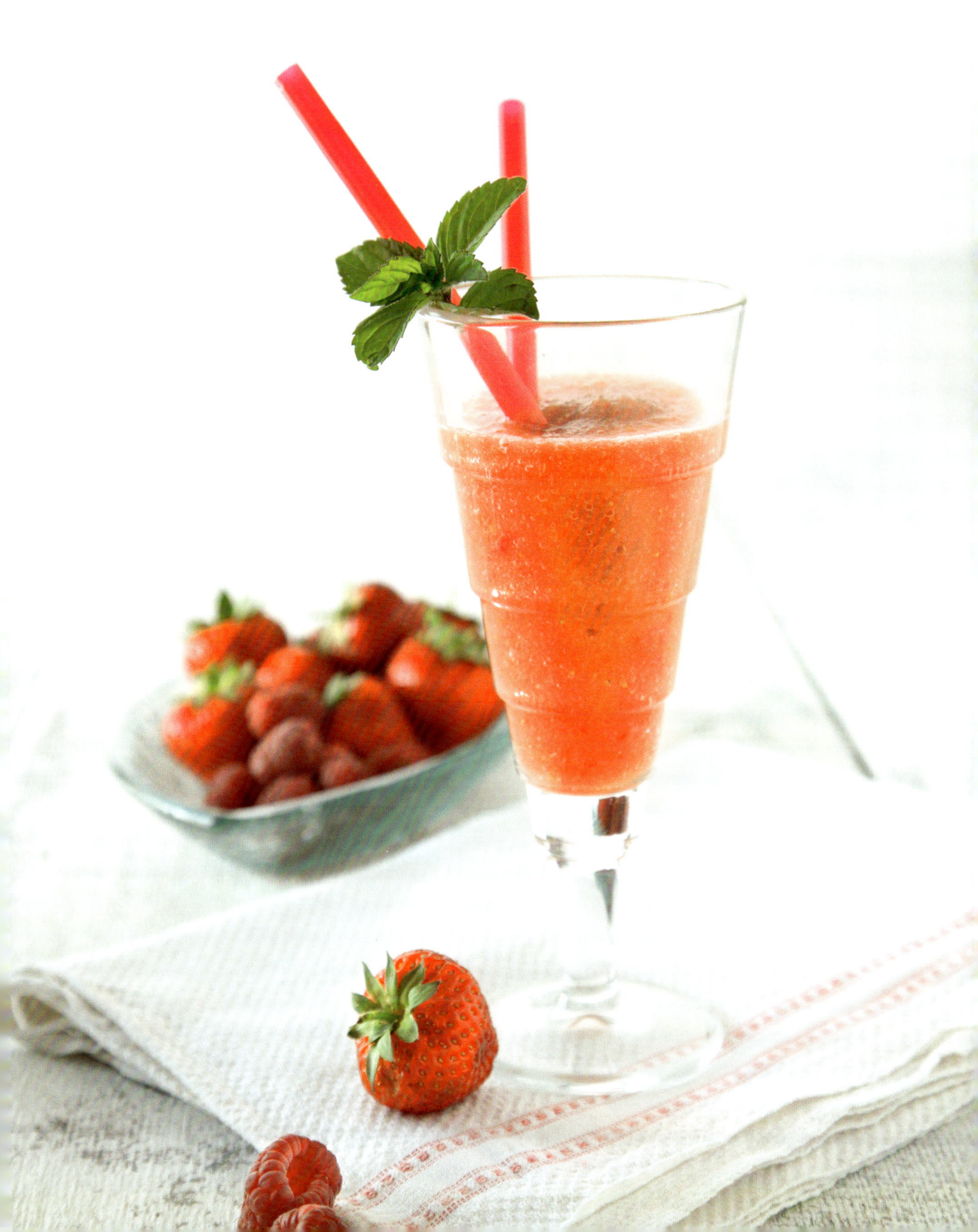

Aufstriche für die Brotzeit - prima für unterwegs!

Auberginencreme

ZUTATEN

Ergibt 4 Portionen

3	Auberginen
2	Knoblauchzehen
	Saft von 1 Zitrone
3 EL	Tahin (Sesampaste)
3 EL	Olivenöl
	Meersalz
	Pfeffer
1	Handvoll Koriander, Minze oder Petersilie

ZEIT

55 min

ZUBEREITUNG

Auberginen mit einer Gabel mehrfach einstechen und in einer Grillpfanne, auf einem Grill oder im heißen Backofen rösten, bis die Haut schwarz und das Fleisch weich ist, das dauert ungefähr 45 Minuten. Auberginen abkühlen lassen. Die Haut entfernen und das Fleisch mit einer Gabel zerdrücken. Knoblauchzehen schälen, hacken, mit dem Auberginenpüree, Zitronensaft, Tahin und Öl mischen. Alternativ können Sie die Auberginen auch mit dem Mixer richtig fein pürieren. Mit Salz und Pfeffer abschmecken. Mit gehackten Kräutern garniert servieren.

Sportliches Gemüse

Auberginen enthalten nicht nur viel Vitamin C, sondern auch Vitamine der B-Gruppe. Das macht das Gemüse zu einem Radikalenfänger und zu einem Unterstützer des Immunsystems. Kalzium und Eisen helfen beim Knochenbau und der Blutbildung, zudem senkt das Gemüse den Cholesterinspiegel. Gallen- und Leberfunktion werden angeregt, was die Fettverbrennung unterstützt. Auch bei rheumatischen Erkrankungen wird der Verzehr von Auberginen empfohlen.

Geballte Power

Knoblauch schützt dank Allicin, was erst durch den Sauerstoffkontakt beim Kleinschneiden entsteht, vor Freien Radikalen. Dank sekundärer Pflanzenstoffe hat die kleine Knolle eine stabilisierende Wirkung auf den Blutdruck und beugt Thrombosen vor. Auch die Alterungsprozesse der Blutgefässe können mit Knoblauch verlangsamt werden. Die antibakterielle Wirkung der weißen Zehen können vor allem bei Erkältungen und auch bei Darmproblemen Abhilfe schaffen.

Hummus

ZUTATEN
Ergibt 4 Portionen

400 g	Kichererbsen, gekocht
1	Knoblauchzehe
	Saft von 2 Zitronen
2 EL	Tahin (Sesampaste)
6 EL	Olivenöl
	Meersalz
	Cayennepfeffer

ZEIT
20 min

ZUBEREITUNG
Abgetropfte Kichererbsen mit 2 EL kaltem Wasser pürieren. Knoblauch schälen, hacken und mit Zitronensaft und Kichererbsen im Mixer pürieren. Dann das Olivenöl langsam zugießen. Mit Salz und Cayennepfeffer abschmecken. Hummus nach Geschmack mit etwas Olivenöl beträufelt und mit Cayennepfeffer bestreut servieren.

Protein-Power pur
Kichererbsen enthalten viel Eiweiß, was beim Aufbau der Muskulatur und der Regeneration hilfreich ist. Vitamin B1, B6 und Folsäure sind ebenfalls enthalten, außerdem Magnesium, Eisen und Zink. Kichererbsen sind sehr reich an Ballaststoffen und unterstützen die Verdauung.

Fatburner mit Schärfe
Cayennepfeffer regt den Stoffwechsel an und sorgt dafür, dass die Kalorien des damit gewürzten Gerichtes schneller verfeuert werden. Der gesteigerte Stoffwechsel bleibt bis zu zwei Stunden nach dem Verzehr des feurigen Essens über Normalniveau, der Grundumsatz erhöht sich dadurch ebenfalls.

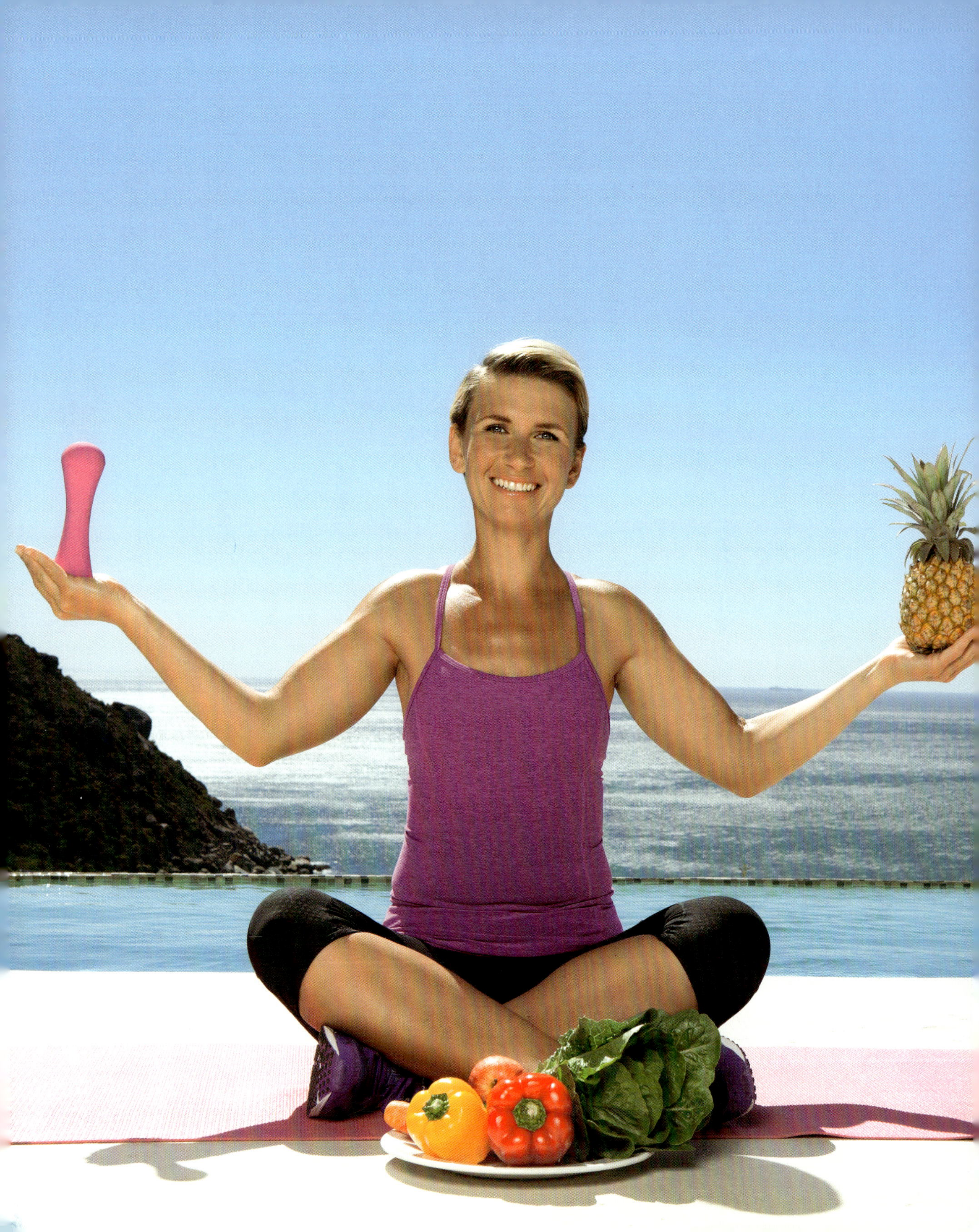

Trainingsplan für vier Wochen

WOCHE 1

Montag:	Yoga Woche 1
Dienstag:	Yoga Woche 1
Mittwoch:	Yoga Woche 1
Donnerstag:	Yoga Woche 1
Freitag:	Yoga Woche 1
Samstag:	Yoga Woche 1
Sonntag:	Yoga Woche 1

WOCHE 2

Montag:	Fatburning Woche 2
Dienstag:	Yoga aus Woche 1
Mittwoch:	Fatburning Woche 2
Donnerstag:	Yoga aus Woche 1
Freitag:	Fatburning Woche 2
Samstag:	Yoga aus Woche 1
Sonntag:	Fatburning Woche

WOCHE 3

Montag:	Yoga Woche 3
Dienstag:	Yoga Woche 3 Fatburning aus Woche 2
Mittwoch:	Yoga Woche 3
Donnerstag:	Yoga Woche 3 Fatburning aus Woche 2
Freitag:	Yoga Woche 3
Samstag:	Yoga Woche 3 Fatburning aus Woche 2
Sonntag:	Yoga Woche 3

WOCHE 4

Montag:	Fatburning Woche 4
Dienstag:	Yoga aus Woche 3
Mittwoch:	Fatburning Woche 4
Donnerstag:	Yoga aus Woche 3
Freitag:	Fatburning Woche 4
Samstag:	Yoga aus Woche 3
Sonntag:	Fatburning Woche 4

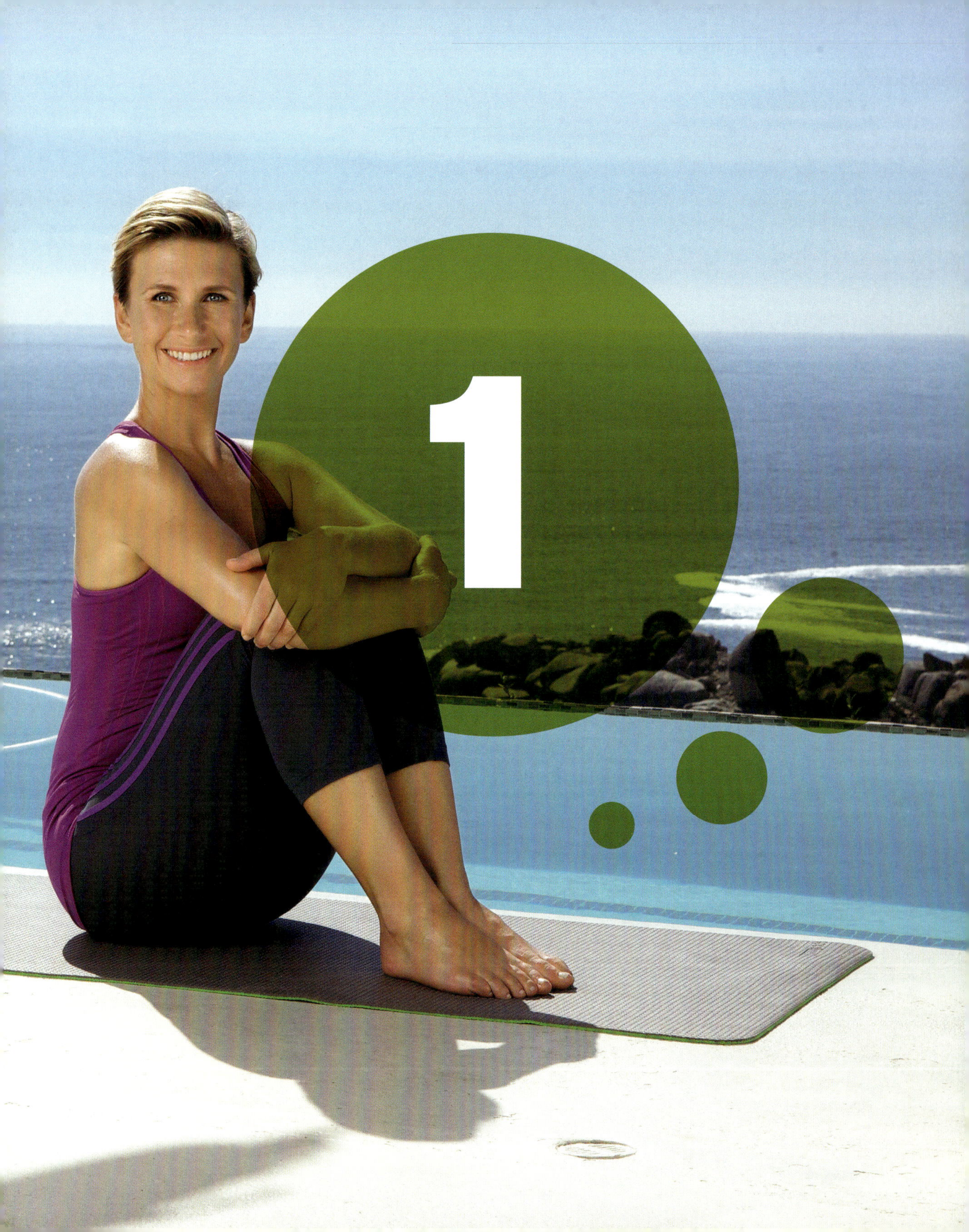
1

Woche 1
Sanfter Start

Ruhiges Detox-Yoga und einfache Gerichte erleichtern Ihnen die ersten Schritte ins vegane Glück

REZEPTE

Kartoffelwedges mit Avocadocreme

Grüner Spargel mit Tomaten und Zitronen-Senf-Dressing

Rote-Bete-Carpaccio mit Avocado und Räuchertofu

Quinoasalat

Zucchini-Pasta mit Zitronen-Chili-Soße

Minestrone

Kichererbsen-Tomaten-Spießchen

DETOX-YOGA

Hüftdehnung

Rückentwist

Beindehnung

Rückenbrücke

Schenkelstretch

Brustöffner

WOCHE
1
REZEPT 1

Kartoffelwedges mit Avocadocreme

ZUTATEN
Ergibt 4 Portionen

Wedges

4	mittelgroße Kartoffeln
1	Handvoll feines Dinkelmehl
2 EL	Olivenöl
	Meersalz
	schwarzen Pfeffer, frisch gemahlenen
1–2	Zweige frischen Rosmarin

Avocadocreme

1	reife Avocado
	Saft von ½ Zitrone
1 EL	Olivenöl
	Meersalz
	Pfeffer

ZEIT
30 min

ZUBEREITUNG

Kartoffeln
Ofen auf 220 Grad Ober- und Unterhitze vorheizen. Kartoffeln waschen, putzen und achteln. Kartoffeln in Mehl wenden, auf ein mit Backpapier belegtes Blech legen. Mit Öl beträufeln, salzen, pfeffern. Rosmarin darauf verteilen. Kartoffeln im heißen Ofen insgesamt 40 Minuten backen. Nach 15 Minuten das erste Mal wenden, anschließend öfter wenden.

Avocadocreme
Avocado halbieren, Kern entfernen. Fruchtfleisch mit einer Gabel zerdrücken, Zitronensaft und Öl dazugeben. Mit Salz und Pfeffer abschmecken.

Kartoffeln mit der Avocadocreme servieren.

ALLES TOLLE AUS DER KNOLLE
Kartoffeln bestehen zu 77 % aus Wasser und sind ein perfektes Schlank-Gemüse, wenn wenig Fett dazu gereicht wird. Zu 16 % enthalten die Knollen Kohlenhydrate in Form von Stärke, auch 2 % Eiweiß sind mit von der Partie. Wertvolle Mineralstoffe wie Kalium, Kalzium, Magnesium, Phosphor und Eisen sowie die Vitamine C, B1, B2, B6, Niacin und Pantothensäure runden das Powerpaket ab. Kartoffeln stärken das Immunsystem und helfen beim Aufbau von Haut, Haaren und Nägeln.

GRÜNE POWER-BEERE
Avocados sind biologisch den Beeren zuzuordnen und stammen aus Mexiko. Das Powergemüse ist mit 25 % Fettgehalt sehr fett; allerdings sind das ungesättigte Fettsäuren, die sehr gesund sind. Zudem ist die Avocado voll von Nährstoffen und enthält kaum Zucker und Fruchtsäuren. Vitamin C, Kalzium, Phosphor und Eisen machen sie zu einer echten Sportler-Frucht. Mit 200 kcal je 100 g Fruchtfleisch sollte die grüne Beere jedoch trotzdem maßvoll genossen werden.

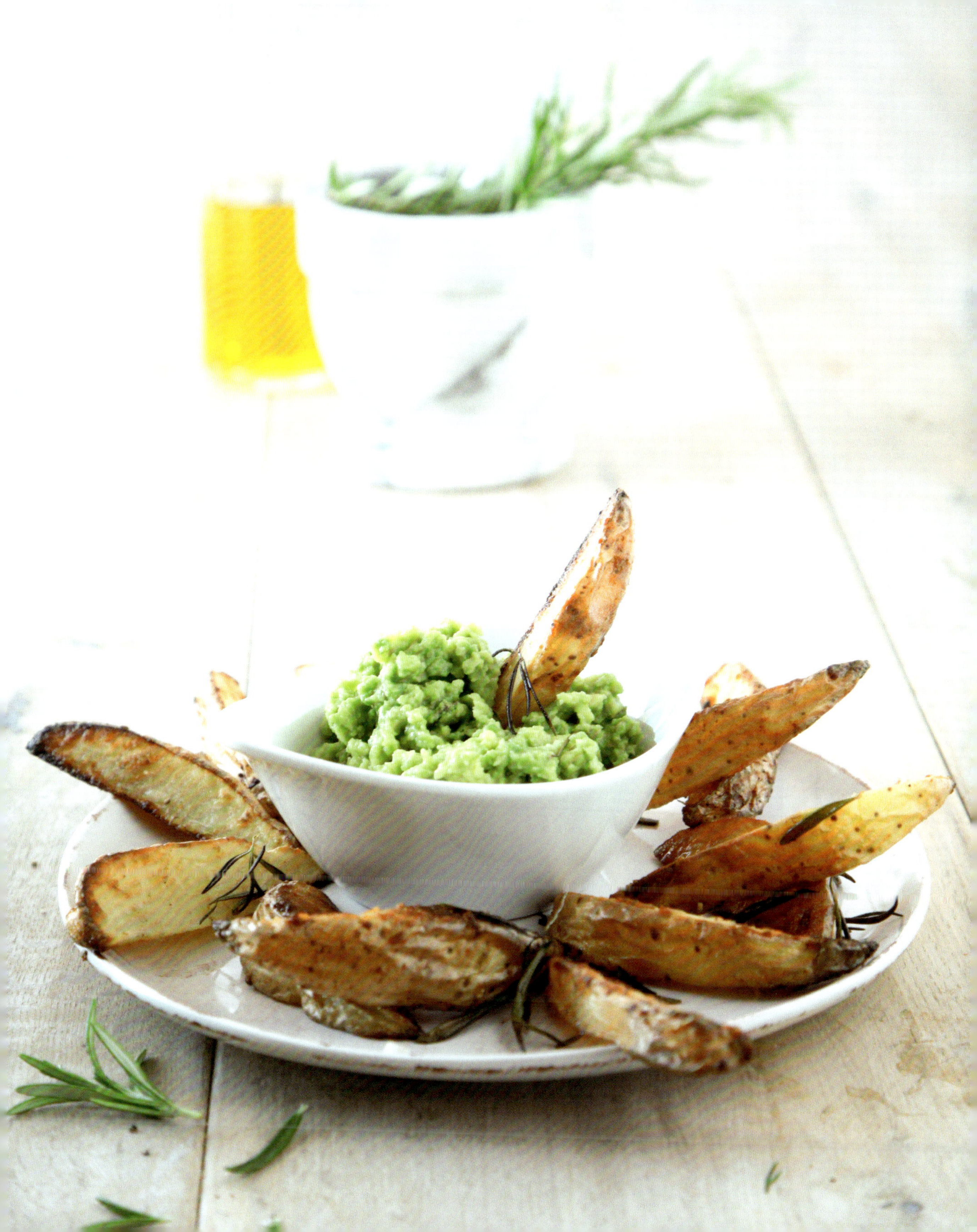

WOCHE
1
REZEPT 2

Grüner Spargel mit Tomaten und Zitronen-Senf-Dressing

ZUTATEN

Ergibt 2 Portionen

Spargel mit Tomaten

16	Stangen grüner Spargel
2 EL	Olivenöl
12	kleine Kirschtomaten
	Saft von ½ Zitrone
	Meersalz
	schwarzer Pfeffer

Dressing

3 EL	Olivenöl
	Saft von ½ Zitrone
	etwas Bio-Zitronenschale, abgerieben
1 EL	Senf
1	Knoblauchzehe, gehackt
1 Prise	brauner Rohrzucker

ZEIT

20 min

ZUBEREITUNG

Ofen auf 220 Grad Ober- und Unterhitze vorheizen. Spargel waschen, schälen und in eine Auflaufform geben. Olivenöl hinzugeben und Spargel im Öl wenden, bis er damit bedeckt ist. Tomaten zugeben und ebenfalls im Öl wenden. Mit Zitronensaft, Salz und Pfeffer würzen. Etwa 10 Minuten im Ofen garen, bis die Tomaten leicht aufplatzen.
Inzwischen Zutaten fürs Dressing mischen, mit Salz und Pfeffer abschmecken.
Spargel auf angewärmten Tellern servieren, etwas Dressing darübergeben.
Restliches Dressing zum Dippen in einem Schüsselchen dazuservieren.

STANGENWEISE WASSER

Weißer Spargel besteht zu ca. 95 % aus Wasser. Die essbaren Sprossen des Liliengewächses sind vollgepackt mit Mineralstoffen und Vitaminen: Vitamin C (vorwiegend in den Spargelspitzen), E, B1, B2 und Beta-Carotin machen die Stängel zu einem Immunsystem-Booster. Kalium, Kalzium, Magnesium, Kupfer und Phosphor sorgen für das Plus an Mineralstoffen nach dem Sport, Eisen und Folsäure machen die Stangen für Schwangere sehr interessant. Der Kaliumgehalt, Sapponine und Fructane des Spargels sind für die entwässernde Wirkung des Gemüses verantwortlich. Die lange Verweildauer im Magen sorgt für eine lange Sättigung: Das ideale Gemüse für einen Neustart ins vegane Leben!

HERZENSFREUND

Die Carotinoide in der Tomate machen Freien Radikalen den Garaus – allerdings können diese nur gelöst werden, wenn sie mit ein wenig Fett verzehrt werden. Dem Wunderstoff Lycopin im roten Liebesapfel wird zellschützende und sogar Krebs bekämpfende Wirkung nachgesagt. Wird die Tomate erhitzt, wird sogar noch mehr davon freigesetzt.

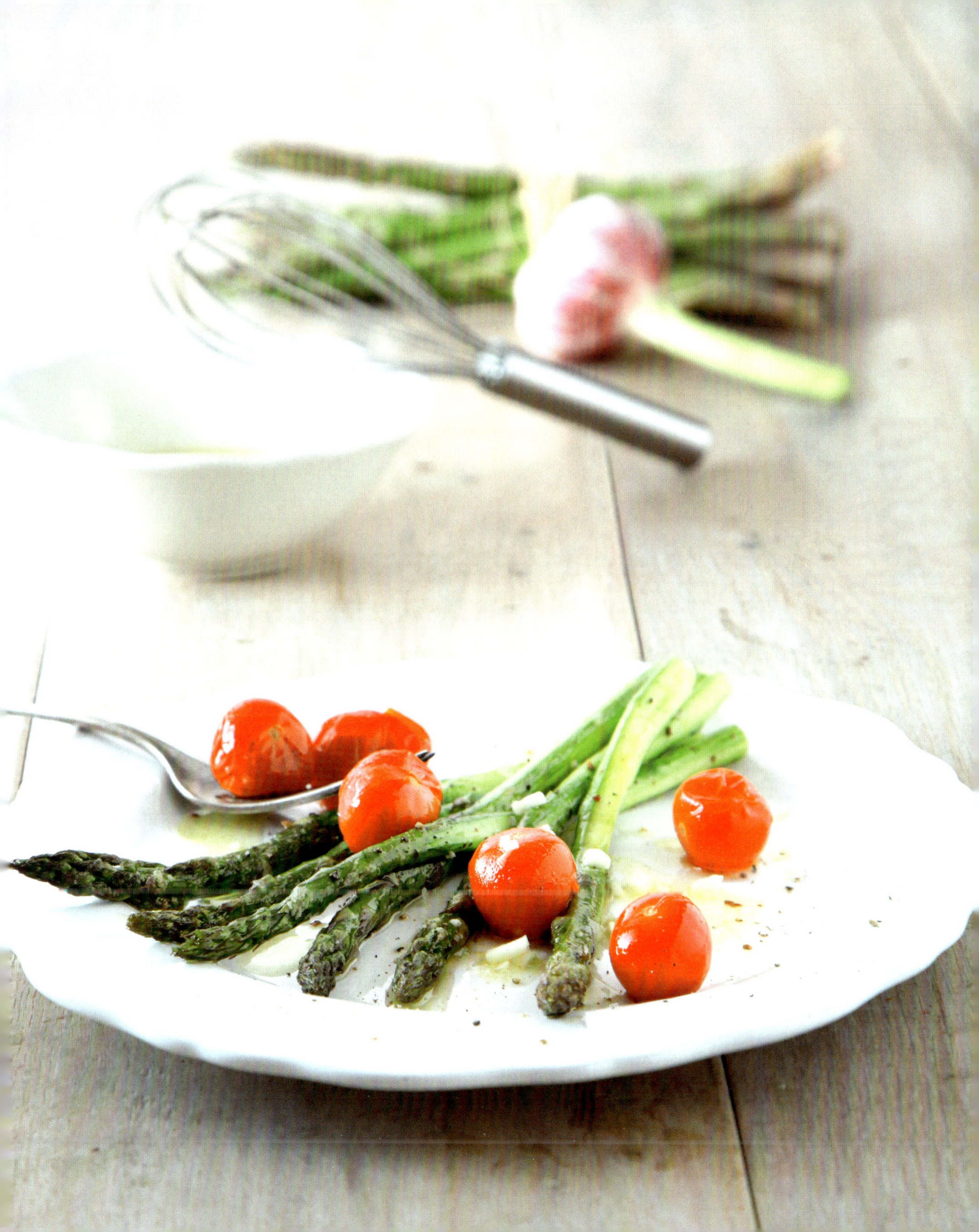

WOCHE 1 REZEPT 3

Rote-Bete-Carpaccio mit Avocado und Räuchertofu

ZUTATEN
Ergibt 2 Portionen

1	reife Avocado
2	Knollen Rote Bete, gekocht
100 g	Räuchertofu
1–2 EL	Kürbiskern- oder Olivenöl
1 EL	alter Balsamessig
	etwas Zitronensaft
	Meersalz
	Pfeffer

ZEIT
10 min

ZUBEREITUNG
Avocado halbieren, entkernen und schälen. Fruchtfleisch längs in dünne Scheiben schneiden. Rote Bete und Tofu ebenfalls in feine Scheiben schneiden. Vorbereitete Zutaten dachziegelartig im Wechsel auf einer Platte anrichten. Mit Öl, Essig, Zitronensaft, Salz und Pfeffer beträufelt servieren.

POWERKUGELN MIT DETOX-EFFEKT
Rote Bete kurbelt dank hohem Eisen- und Folsäuregehalt nicht nur die Blutbildung an, die Knolle kann noch wesentlich mehr: Sekundäre Pflanzenstoffe sorgen für eine bessere Verdauung und unterstützen den Körper beim Entschlacken und Entgiften. Sogar bei Arteriosklerose und Gallenschwäche wird sie empfohlen. Auch der Gehalt an Vitamin B1, B2, B6 und C ist beachtlich; mit viel Kalium, Kalzium, Eisen, Phosphor, Mangan, Kupfer, Magnesium, Selen und Zink ist das Gemüse für Sportler nahezu ideal.

SOJA MIT KICK
Ähnlich wie Quark aus Kuhmilch wird Tofu aus Sojamilch hergestellt. Das enthaltene Eiweiß wird mit Zitronensäure, Meersalz, Magnesiumchlorid oder Kalziumsulfat zum Gerinnen gebracht und anschließend Flüssigkeit und feste Bestandteile getrennt und gepresst. »To« bedeutet im Chinesischen übrigens Bohne und »fu« steht für Gerinnen. Der Sojaquark enthält knapp 15 g Eiweiß je 100 g und ist mit einem hohen Anteil an Kalzium, Kalium Magnesium, Kupfer und Eisen eine richtige Mineralstoffbombe. Die Vitamine B3, B1, B2, B6, A, E und Folsäure machen das Produkt noch attraktiver. Im Gegensatz zu Fleisch, was Säuren im Körper bildet, sorgt Tofu für die Bindung von Freien Radikalen und wirkt basisch im Körper.

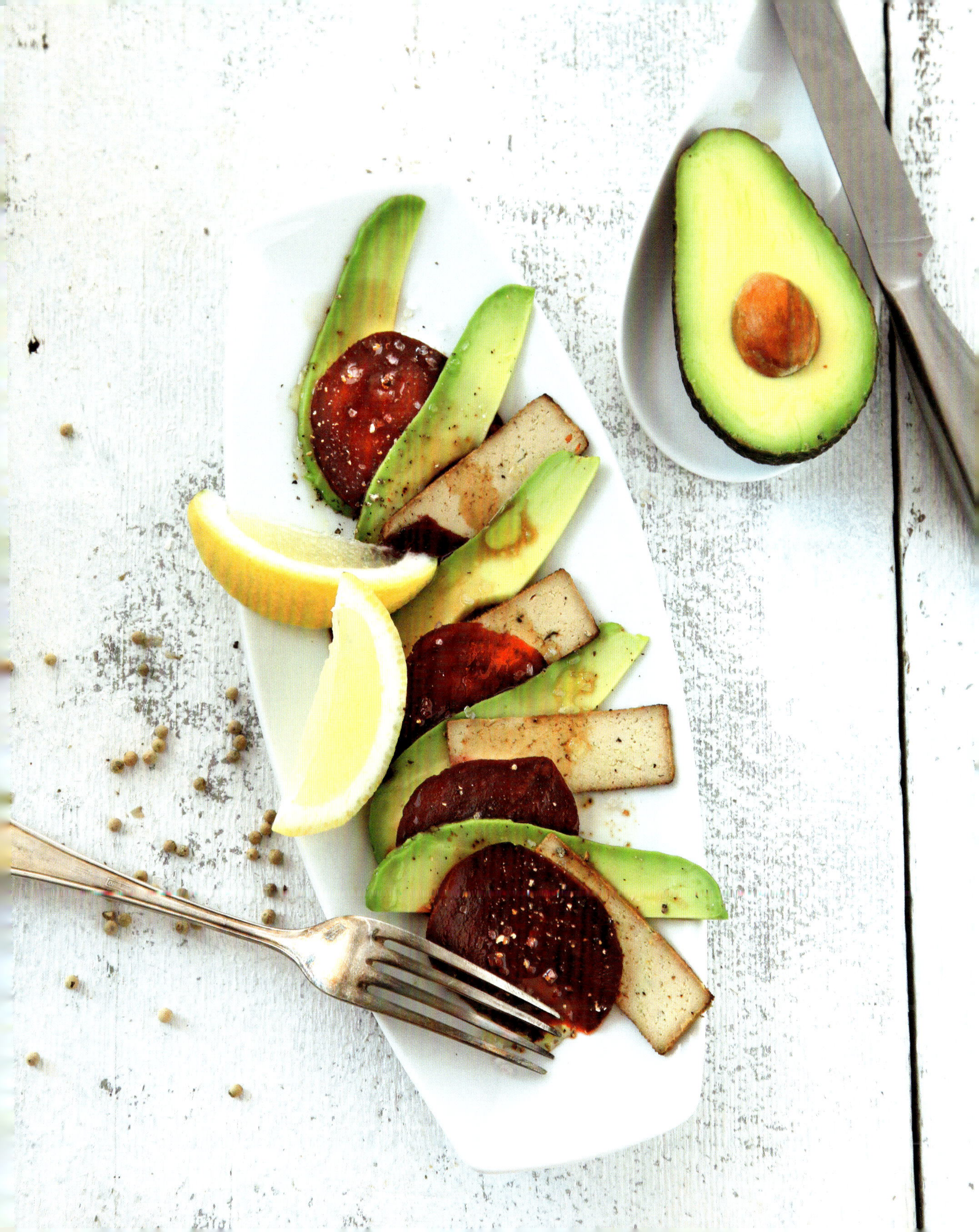

WOCHE
1
REZEPT 4

Quinoasalat

ZUTATEN
Ergibt 4 kleine oder 2 große Portionen

200 g	Quinoa (weiß, rot oder schwarz)
1 TL	Gemüsebrühepulver
300 g	frische Tomaten
½	Salatgurke
½	rote Chilischote
3 EL	Olivenöl
	Saft von 1 Zitrone
1 EL	Ahornsirup Grad C
	Meersalz
	Pfeffer
1	Handvoll frisches Koriandergrün

ZEIT
20 min

ZUBEREITUNG
Quinoa, auch »Gold der Inkas« genannt, wird wie Reis oder Mais verwendet, hat aber im Gegensatz zu Reis mehr Mineralstoffe und viele Proteine. Quinoa nach Packungsanleitung kochen, dabei Brühepulver hinzufügen. Abkühlen lassen.
Inzwischen Tomaten und Gurke waschen, putzen und würfeln. Chilischote sehr klein schneiden. Mit Tomaten, Gurke, Olivenöl, Zitronensaft und Ahornsirup mischen, mit Salz und Pfeffer abschmecken. Quinoa hinzufügen und alles gut mischen. Mit Koriander bestreut servieren.

TIPP
Anstelle von Koriander können Sie auch prima Petersilie oder Schnittlauch verwenden.

DAS GOLD DER INKA
Quinoa enthält alle neun essenziellen Aminosäuren. Da es kein Getreide, sondern ein Gänsefußgewächs ist, ist es auch bei Weizenallergie und Glutenunverträglichkeit bestens geeignet. Es enthält viel Eisen, Zink und Magnesium. Wichtig für die Zubereitung: Gründliches Waschen in kaltem Wasser spült eventuell verbliebene, bittere Saponine aus.

VIELFALT IM GRÜNEN KLEID
Die grünen Blättchen des Korianders enthalten viele Vitamine und wirken als Zellschutz, da sie viele Antioxidantien enthalten. Aber das Grün hat noch einen ganz besonders intensiven Detox-Effekt: Vor allem bei der Ausleitung von Schwermetallen ist Koriander sehr effektiv und hilft dem Körper, die Gifte schonend abzutransportieren. Koriander wird auch eine antibakterielle Wirkung zugeschrieben, die sogar bei antibiotikaresistenden Keimen eingesetzt werden kann, wie Studien der Universitäten in Neu-Delhi und Berkeley ergaben. Auch als Magentee hat Koriander sich einen Namen gemacht.

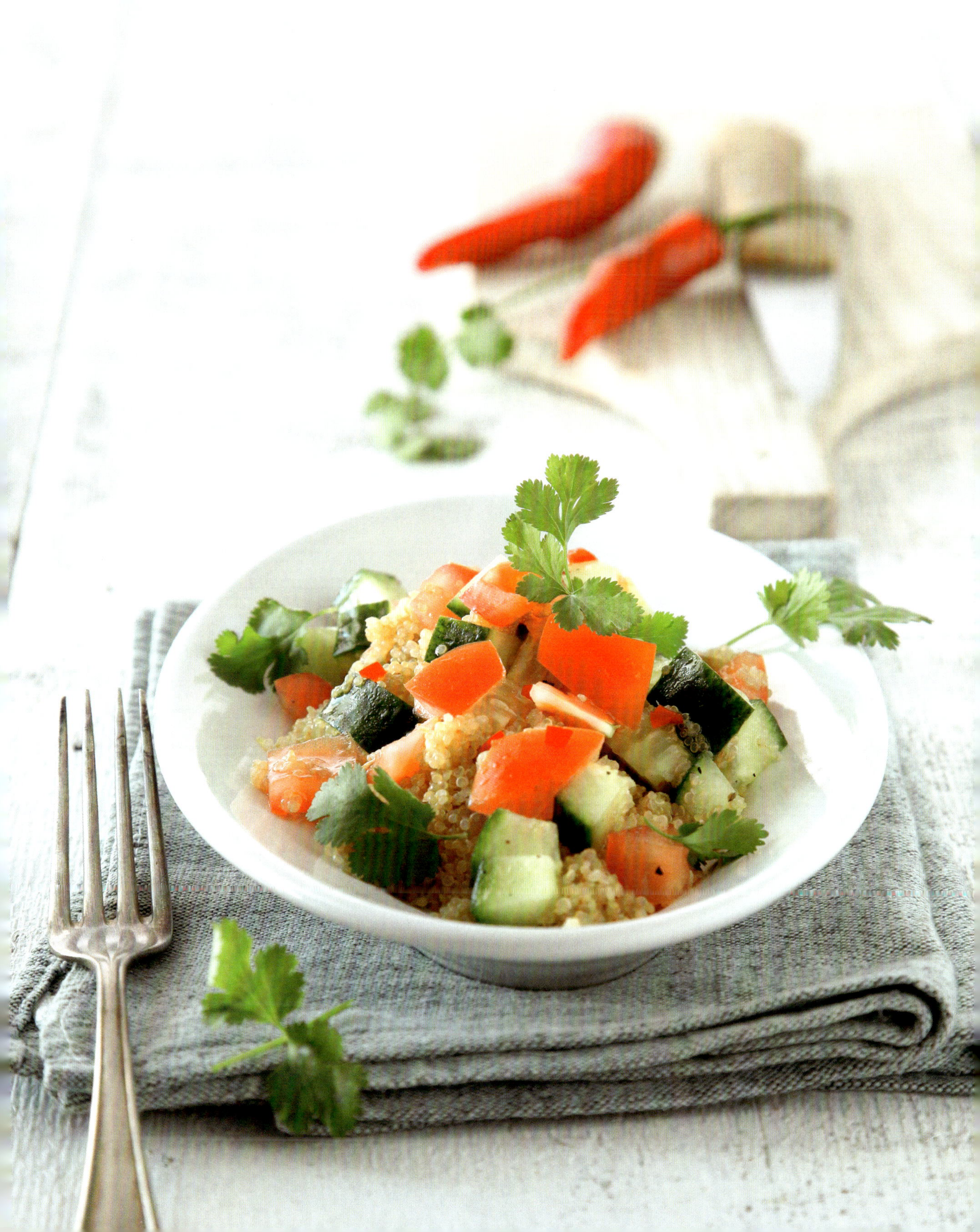

WOCHE 1 REZEPT 5

Zucchini-Pasta mit Zitronen-Chili-Soße

ZUTATEN
für 4 Portionen

2	kleine bis mittelgroße Zucchini
2 EL	Olivenöl
25 g	Pinien- oder Sonnenblumenkerne
1	Knoblauchzehe
½	rote Chilischote
2 EL	Petersilie oder Koriander, fein gehackt
	Meersalz
	schwarzer Pfeffer
	Saft von 1 Zitrone

ZEIT
35 min

ZUBEREITUNG
Zucchini waschen, putzen. Mit einem Spiralschneider, ersatzweise mit einem Sparschäler zu Pasta in dünne Streifen schneiden. Olivenöl in einer Pfanne erhitzen, Pinien- oder Sonnenblumenkerne darin anrösten. Geschälten Knoblauch, Chili, Kräuter und Salz hinzufügen. Nun die ungekochte Zucchini-Pasta in die Pfanne geben und 2–3 Minuten darin schwenken. Auf angewärmten Tellern mit Pfeffer bestreut und mit Zitronensaft beträufelt servieren.

TIPP
Anstelle der Zucchini-Pasta können Sie natürlich auch gekochte Spaghetti verwenden. Diese haben allerdings mehr Kohlenhydrate und mehr Kalorien, zudem enthalten sie weniger Vitalstoffe. Ein Spiralschneider kostet etwa 30–40 Euro und ist im gut sortierten Haushaltswarengeschäft erhältlich – und eine lohnenswerte Investition. Ich bin von dieser Zubereitungsmethode sehr angetan, sie bereichert meinen Speiseplan – und mein Kalorienkonto dankt es mir auch.

SCHLANKER KÜRBIS
Mit einem Wassergehalt von 93 % hat die Zucchini einen echten Figurvorteil – aber das mit dem Kürbis eng verwandte Gemüse bietet noch viel mehr. Viel Vitamin A und C, aber auch K, B1, B2, B6 sowie ein hoher Anteil an Kalium, Kalzium, Magnesium und Eisen machen die Frucht für sportlich Aktive sehr interessant. Immunsystem, Herz, Konzentrationsfähigkeit und Verdauung profitieren vom grünen Powergemüse, außerdem wirkt es entwässernd.

SCHARFE BEERE
Rote Chilischoten helfen nicht nur gegen Arthrose und Zahnschmerzen, sondern enthalten auch große Mengen an Vitamin C. Damit kommt Ihr Immunsystem auf Trab – aber die Feuerschote, die botanisch zu den Beeren gehört, kann noch mehr: Dank Provitamin A fördert sie die Sehkraft und wirkt auch noch antibakteriell. Außerdem enthält es Vitamin B1, B2, B6 und B12 sowie Vitamin P, welches die Blutgefäße stabilisiert und in keinem anderen Gemüse sonst enthalten ist. Durch die Schärfe im Chili kommt auch die Fettverbrennung so richtig in Schwung: Der Verzehr der roten Scharfmacher steigert die Stoffwechselrate um bis zu 25 %.

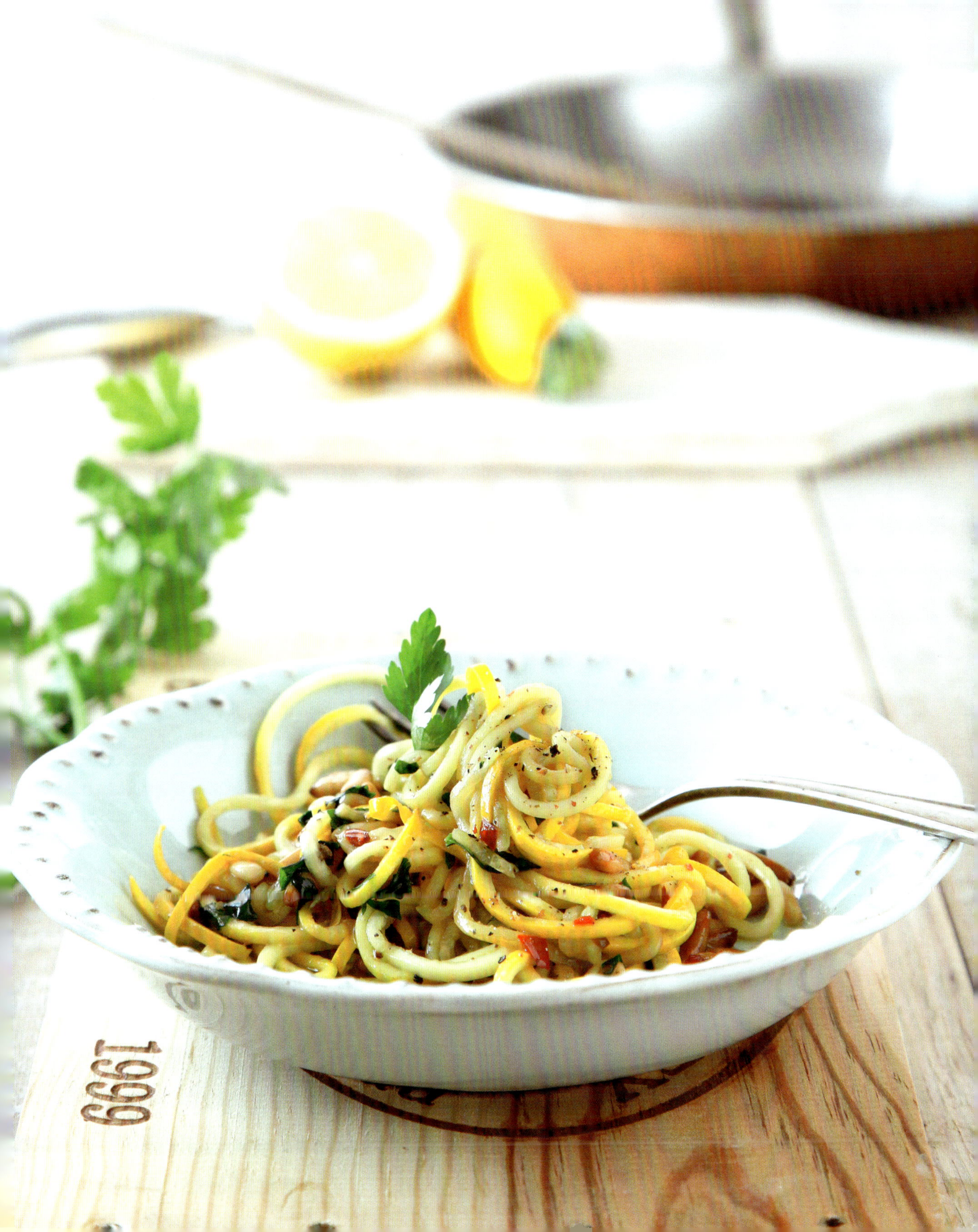
1999

WOCHE
1
REZEPT 6

Minestrone

ZUTATEN

Ergibt 4 Portionen

2	Stangen Sellerie
2	mittelgroße Karotten
6	mittelgroße Tomaten
1	Aubergine
3 EL	Gemüsebrühepulver
125 g	frische Kräuter nach Geschmack (z. B. Petersilie und Schnittlauch)
2 EL	Olivenöl
1	Zwiebel, geschält
2	Knoblauchzehen, geschält
400 g	weiße Bohnen, gekocht
	Meersalz
	Pfeffer

ZEIT

45 min

ZUBEREITUNG

Gemüse waschen, putzen und getrennt klein schneiden. Gemüsebrühepulver mit 600 ml Wasser mischen. Kräuter waschen, trocken schleudern, klein hacken. In einem großen Topf das Öl erhitzen. Zwiebeln, Knoblauch, Karotten und Sellerie andünsten. Abgetropfte Bohnen, Tomaten, Aubergine und Gemüsebrühe hinzufügen, aufkochen und zugedeckt 20 Minuten köcheln lassen. Die Kräuter dazugeben und weitere 5–10 Minuten köcheln lassen. Mit Salz und Pfeffer abschmecken.

TIPP

Anstelle der Bohnen können auch festkochende Kartoffeln verwendet werden. Diese vorkochen und vor der Zubereitung abkühlen lassen.

SCHLANK-STANGEN MIT GESCHMACK

Staudensellerie besteht zu über 90 % aus Wasser und hat auf 100 g gerade mal 15 kcal; das macht die grünen Gerten zu einem richtigen Figurhit. Zudem enthält Staudensellerie viel Kalium, was harntreibend und somit entwässernd auf das Gewebe wirkt. Hohe Anteile an Kalzium und Eisen sowie die enthaltenen Vitamine B1, B2, B12, C und E ergeben eine knackige Sportlermischung, die nicht nur das Immunsystem stärkt, sondern auch basisch im Körper wirkt und Freie Radikale neutralisiert.

FRISCH UND FRUCHTIG

Karotten schmecken leicht süßlich und enthalten den höchsten Provitamin A-Gehalt, den Gemüse zu bieten hat. Das ist nicht nur für die Augen, sondern auch für einen ausgeglichenen Säure-Basen-Haushalt und damit für das Gewebe wichtig. Außerdem enthalten Möhren viel Vitamin C, E und K sowie Folsäure. Nennenswerte Anteile von Kalzium, Kalium und Zink machen das Gemüse für sportliche Menschen noch interessanter. Wichtig: Um das Provitamin A besser aufnehmen zu können, ist gründliches Kauen sehr wichtig. Ein wenig Fett zur Karotte, bspw. ein Tropfen Olivenöl, macht die Verwertung des Vitamins im Körper leichter.

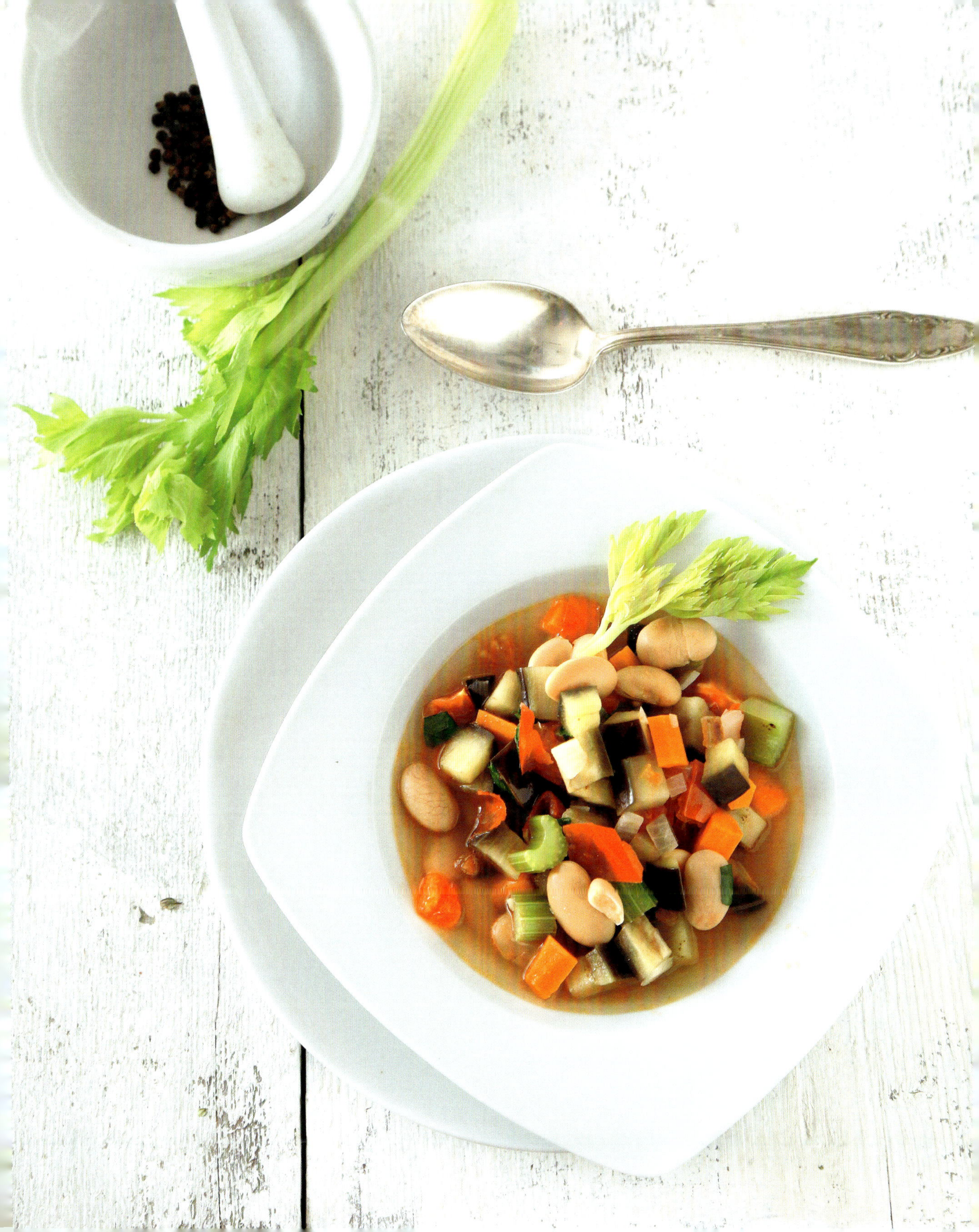

WOCHE 1 REZEPT 7

Kichererbsen-Tomaten-Spießchen

ZUTATEN

Prima eignen sich 10–15 Holzspießchen (Länge ca. 20 cm).

Spießchen

250 g	Kirschtomaten
1	Handvoll frische Basilikumblätter
150 g	Kichererbsen, gekocht (können aus der Dose sein, wenn's schnell gehen soll)

Dressing

2 EL	Olivenöl
1	Knoblauchzehe, geschält
1 EL	Rotweinessig
½ TL	Agavendicksaft
	Meersalz
	Pfeffer

ZEIT

10 min

ZUBEREITUNG

Tomaten und Basilikum waschen. Kichererbsen abtropfen lassen. Tomaten, Kichererbsen und Basilikum abwechselnd auf Spieße stecken und auf einem Teller anrichten. Olivenöl, klein gehackten Knoblauch, Essig, Agavendicksaft, Salz und Pfeffer zu einem Dressing mischen. Spießchen damit beträufeln, den Rest zum Dippen extra dazuservieren.

GRÜN MACHT GESUND

Basilikum wirkt antibakteriell und ist ein Radikalenfänger. Es enthält aber auch entzündungshemmende Enzyme – und zwar dieselben, die auch in Schmerzmitteln wie Ibuprofen enthalten sind. Neueste Studien aus England belegen, dass Basilikum Arthritispatienten bei Schwellungen und Entzündungen helfen kann. Die Beschwerden gingen laut der Studie um bis zu 73 % zurück!

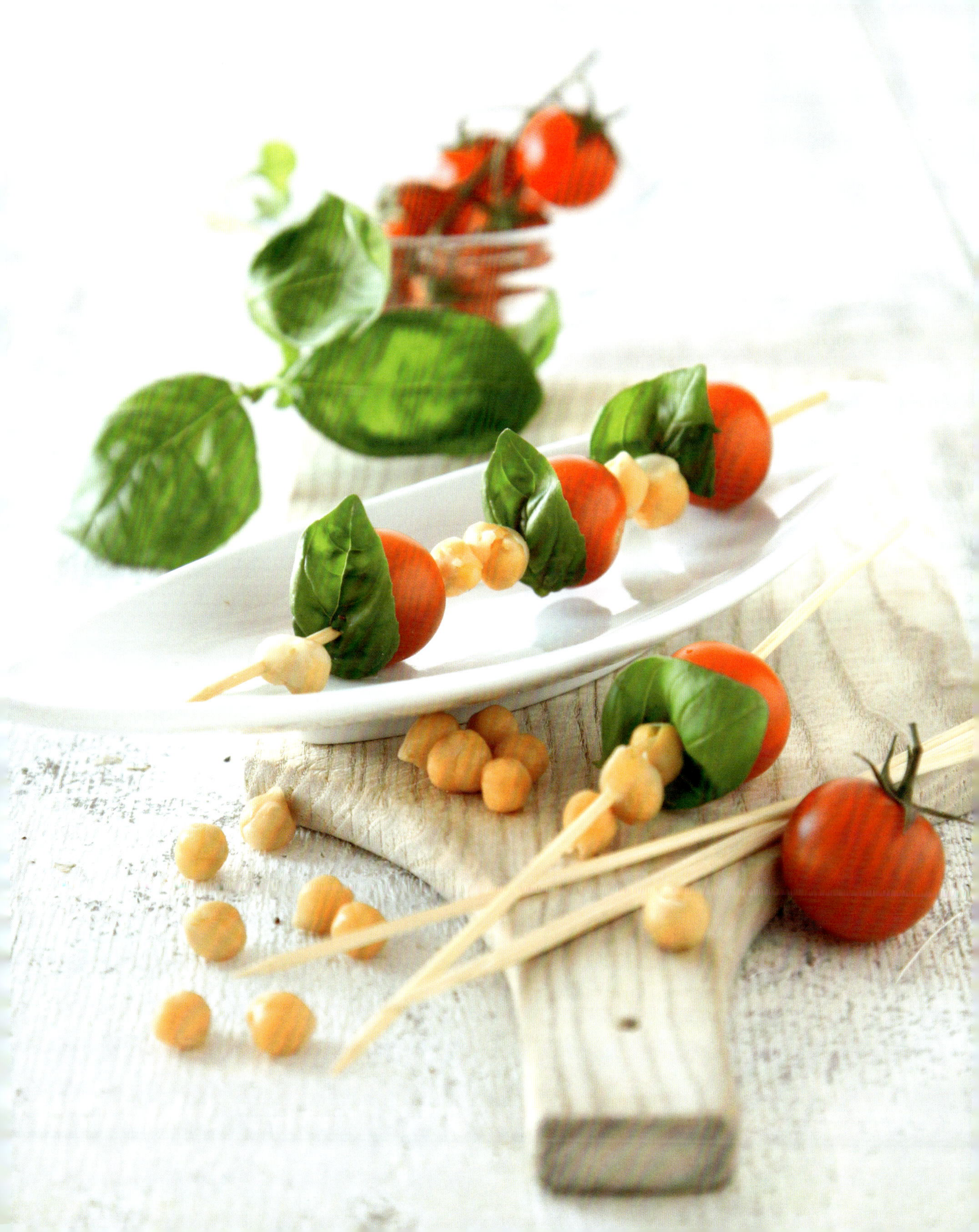

WOCHE 1
ÜBUNG 1

Hüftdehnung

IM FOKUS
Sorgt für innere Ruhe,
entlastet den unteren Rücken
WICHTIG
Knie unterstützen, falls es schmerzt.
Rücken vollkommen gerade halten,
ggfs. auf einen Yoga-Block aus Kork oder Holz
oder alternativ auf ein festes Kissen setzen

STARTPOSITION

Aufrecht sitzen und den Rücken komplett durchstrecken. Sitzknochen bewusst in den Boden drücken. Beine gebeugt halten und das rechte Bein vor dem linken kreuzen. Knie locker zu den Seiten kippen lassen, die Arme neben dem Körper herabhängen lassen. Nacken entspannen, Schultern tief. Fingerspitzen auf den Boden. Beckenboden anspannen. Den rechten Fuß direkt vor dem linken Knie auflegen. Oberkörper nochmals strecken.

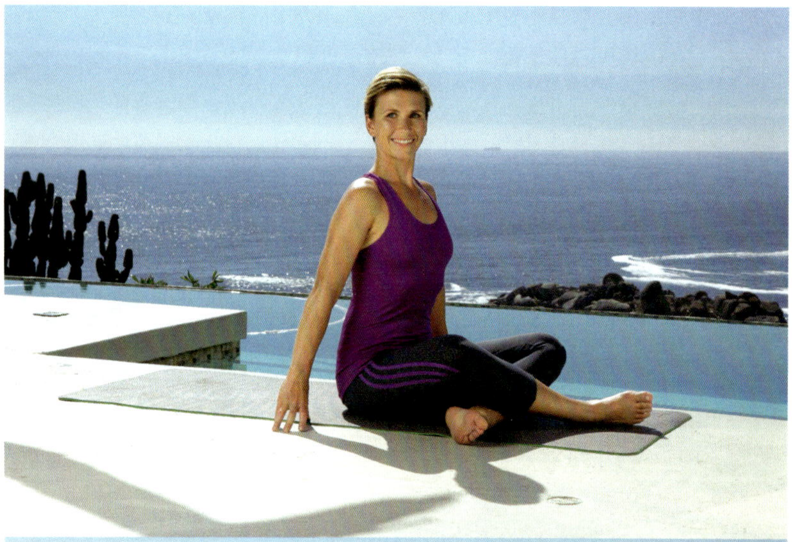

ENDPOSITION

Kopf in Verlängerung der Wirbelsäule ausrichten, Kinn leicht heranziehen. Mit einer Einatmung den Oberkörper strecken, mit der Ausatmung den Oberkörper vollkommen gestreckt nach vorn absenken, so weit es möglich ist. Hände gleichzeitig vor dem Körper auf den Boden setzen, Arme strecken. Nacken und Kopf locker lassen.

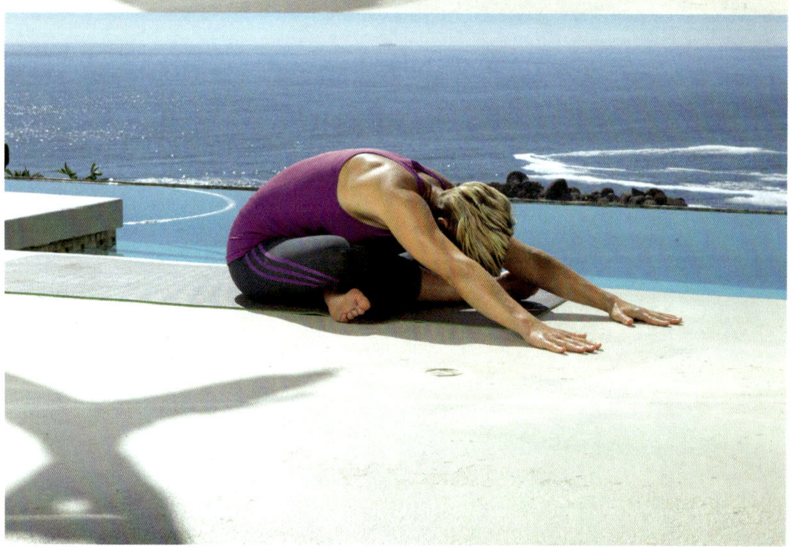

AUSFÜHRUNG

Tempo
langsam
Wiederholungen
1 x je Seite
Dauer
Endposition 5 Atemzüge lang halten

Rückentwist

WOCHE
1
ÜBUNG 2

IM FOKUS
Dehnung der Rückenmuskeln, Drehung der Wirbelsäule, entgiftet Leber und Nieren
WICHTIG
Knie mindestens bis Bauchnabelhöhe heranziehen, um den unteren Rücken zu entlasten

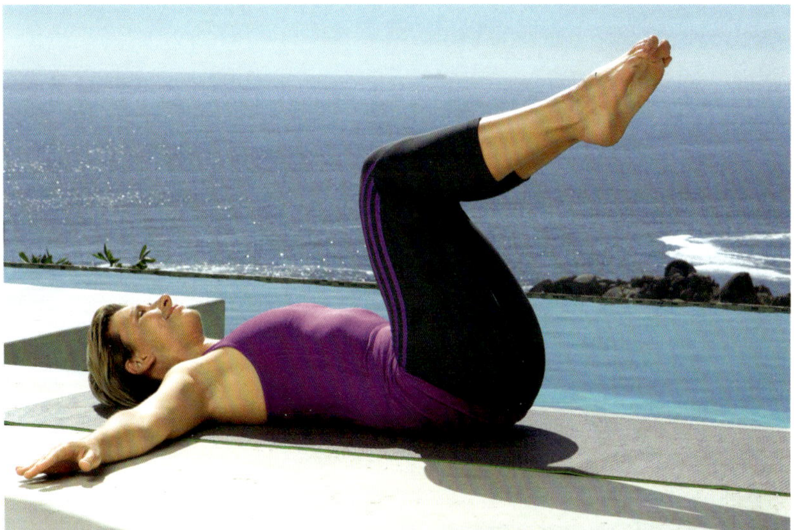

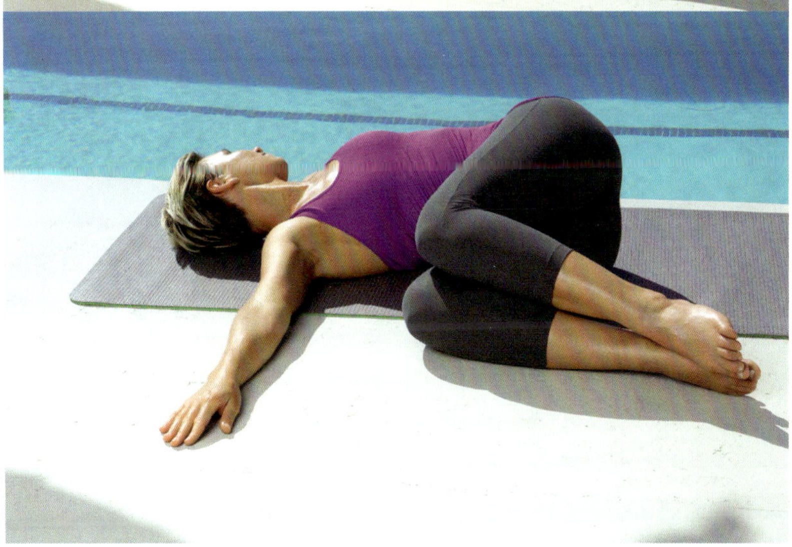

STARTPOSITION

Legen Sie sich bequem auf den Rücken, Füße zunächst flach auf den Boden. Nabel nach innen sinken lassen und leicht in Richtung Rippen hochziehen, Beckenboden leicht anspannen. Arme auf Schulterhöhe seitlich ausstrecken, die Handflächen dabei nach unten drehen. Nacken lang machen. Beine nacheinander vom Boden lösen und Waden leicht anheben, Fußspitzen locker. Knie auf Nabelhöhe über dem Bauch halten und unteren Rücken in den Boden drücken.

ENDPOSITION

Beide Knie mit einer Einatmung langsam nach rechts sinken lassen und den Oberkörper auch leicht nach rechts drehen, bis das rechte Knie den Boden berührt. Dann mit einer Ausatmung den linken Arm wieder nach links bringen und – wenn möglich – auch die linke Schulter wieder auf den Boden drücken. Blick nach links richten, Augen schließen.

AUSFÜHRUNG

Tempo
langsam
Wiederholungen
1 x je Seite
Dauer
Endposition 5 Atemzüge lang halten

WOCHE
1
ÜBUNG 3

Beindehnung

IM FOKUS
Dehnung der Beinrückseiten und des unteren Rückens, verbessert Organfunktionen
WICHTIG
Der Kopf sollte in der Endposition abgelegt sein, ggfs. einen Block oder ein Kissen auf die Beine legen

STARTPOSITION
Beginnen Sie im Sitzen. Knie leicht beugen. Strecken Sie die Wirbelsäule und stellen Sie sicher, dass Sie auf beiden Sitzknochen sitzen. Sollte das nicht möglich sein, setzen Sie sich auf einen Yogablock oder ein festes Kissen. Bauch und Beckenboden aktivieren und beide Arme seitlich neben dem Körper zum Boden strecken. Nacken und Schultern entspannen.

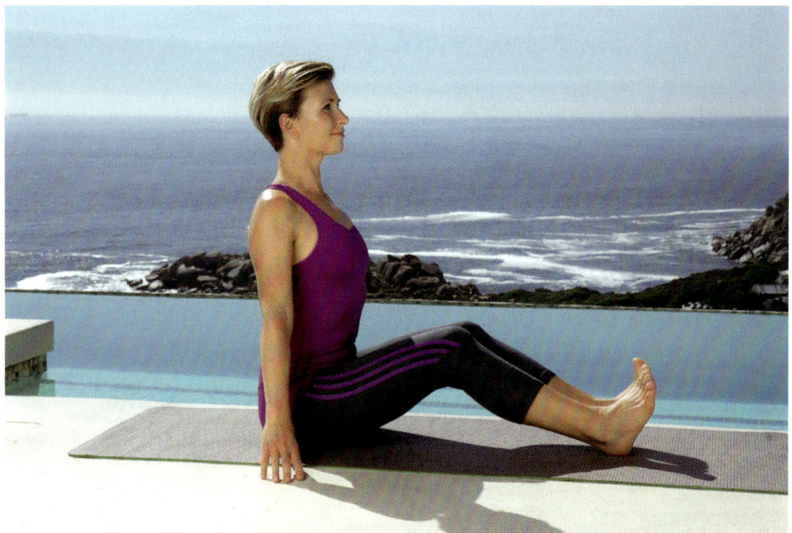

ENDPOSITION
Strecken Sie den Oberkörper nochmals sehr bewusst mit einer Einatmung und beugen Sie sich mit einer Ausatmung langsam und kontrolliert über die gebeugten Beine, dazu die Hände nach vorn an die Knöchel, Füße oder Schienbeine setzen. Ellbogen locker hängenlassen. Entspannen Sie Nacken- und Schulterpartie. Mit der nächsten Einatmung den Rücken wieder strecken und – wenn möglich – mit der Ausatmung die Beine vorsichtig ausstrecken. Atmen Sie dabei ruhig und gleichmäßig.

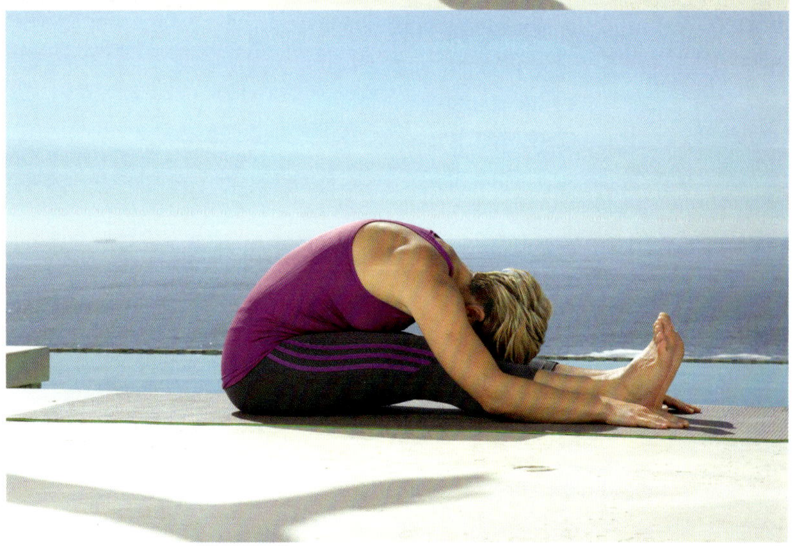

AUSFÜHRUNG

Tempo
langsam
Wiederholungen
1 x
Dauer
Endposition 8 Atemzüge lang halten

Rückenbrücke

IM FOKUS
Stärkung von Oberschenkeln und Innenschenkeln, Dehnung des Brustbereichs, regt die Schilddrüse an

WICHTIG
Spannen Sie den Beckenboden fest an, um den unteren Rücken zu schützen

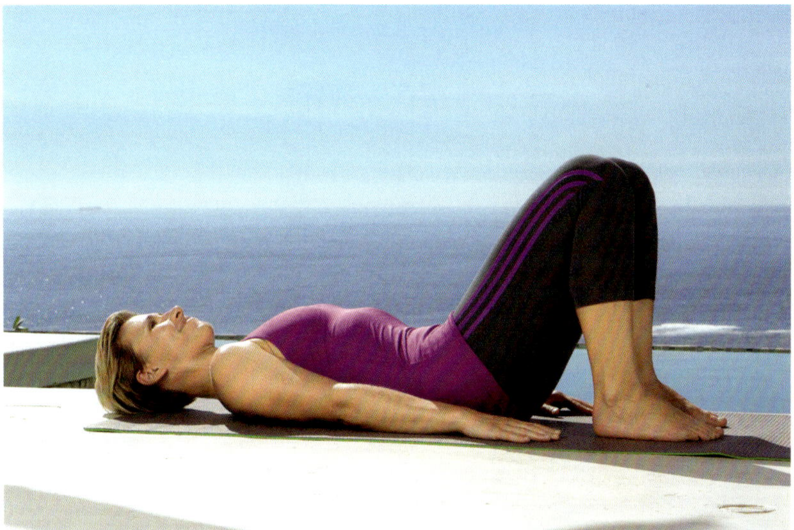

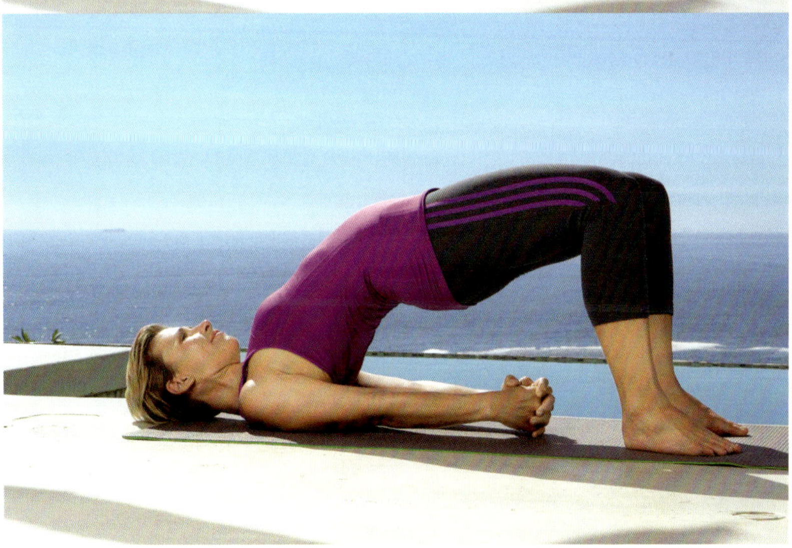

AUSGANGSPOSITION

Beginnen Sie in der Rückenlage. Beine anwinkeln, Füße flach auf den Boden setzen. Die Füße sollten so nah am Gesäß aufgesetzt sein, dass Sie die Fersen mit den Fingerspitzen gerade noch berühren können. Zwischen den Knien eine Handbreit Abstand halten. Beckenboden fest anspannen, Arme neben dem Körper ablegen. Nacken entspannen.

ENDPOSITION

Becken und Rücken anheben und darauf achten, dass die Knie stabil bleiben und nicht nach außen kippen. Drücken Sie die Knie lieber leicht zueinander. Hände unter dem Körper verschränken und die Handballen fest aneinander drücken. Nutzen Sie den Zug der Hände zu den Füßen, um die Schulterblattspitzen noch enger zueinander zu schieben. Stellen Sie sicher, dass das Gewicht auf den Füßen, den Schultern und nur sehr gering auf dem Hinterkopf lastet.

AUSFÜHRUNG

Tempo
langsam

Wiederholungen
3 x

Dauer
Endposition 3 Atemzüge lang halten, abrollen und wieder neu aufbauen

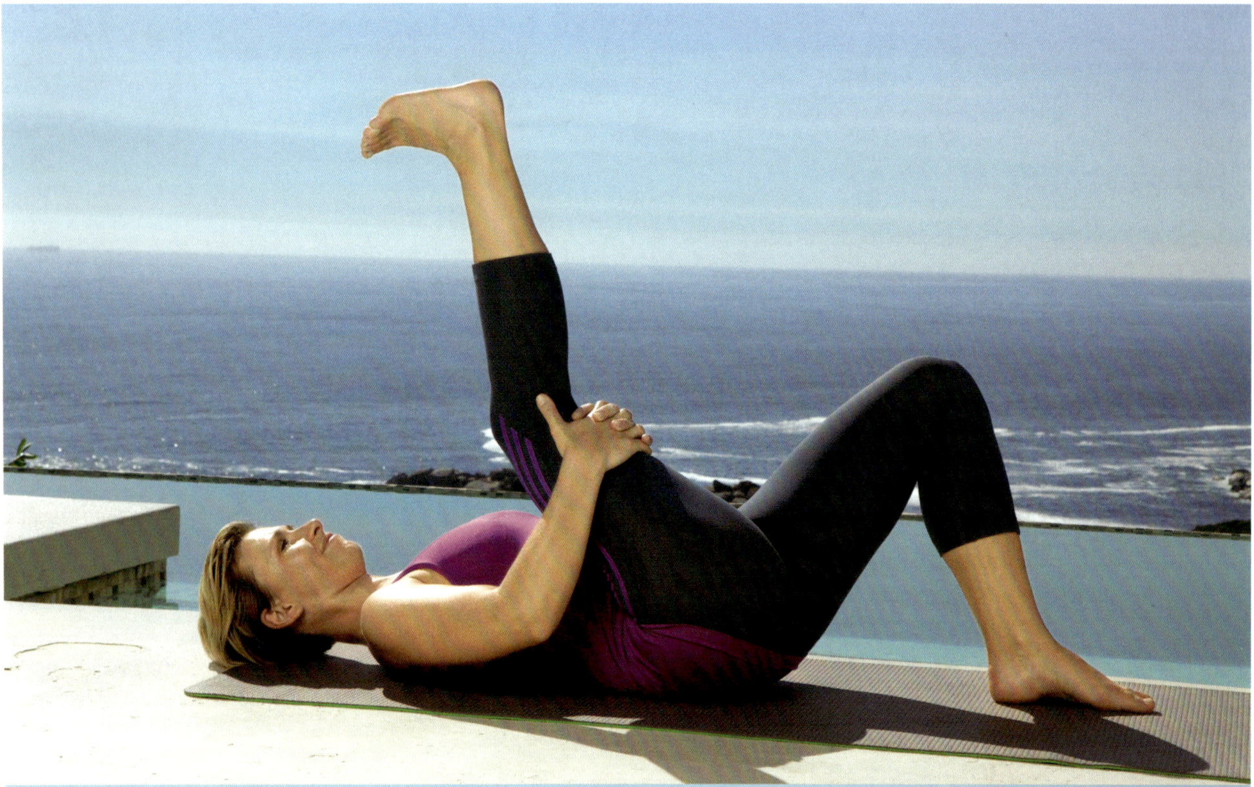

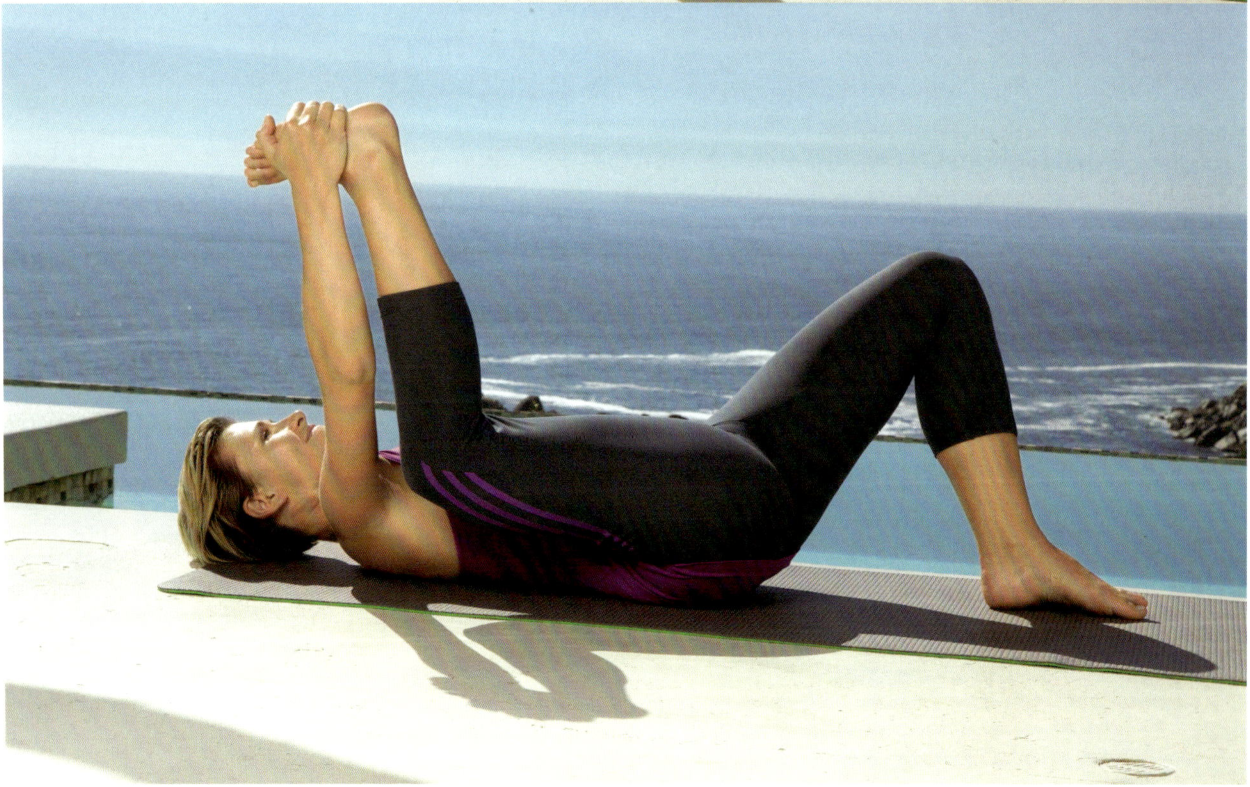

Schenkelstretch

WOCHE
1
ÜBUNG 5

IM FOKUS
Dehnung der hinteren Oberschenkelmuskeln und der Hüftbeugemuskulatur, Durchblutung des Gewebes
WICHTIG
Versuchen Sie, Becken und Steißbein auf dem Boden zu halten! Das verstärkt den Dehnungseffekt

STARTPOSITION
Beginnen Sie mit der Übung im Sitzen. Winkeln Sie die Beine an, Füße flach auf den Boden. Greifen Sie die Kniekehlen und rollen Sie sich mit einer Ausatmung Wirbel für Wirbel langsam auf den Boden ab. Füße auf den Boden setzen, den Rücken nochmals bewusst gerade ausrichten. Bauch und Beckenboden leicht aktivieren und dann das rechte Bein vom Boden lösen. Mit beiden Händen um den rechten Oberschenkel greifen, ohne den Kopf vom Boden zu lösen. Ziehen Sie das leicht gebeugte Bein zum Oberkörper heran, dabei die Schultern locker lassen.

ENDPOSITION
Nun die Hände lösen und mit der rechten Hand den rechten Fuß von außen greifen. Linken Arm auf Schulterhöhe nach links auf dem Boden ablegen. Ziehen Sie das rechte Knie mit einer langen Ausatmung sanft am Oberkörper vorbei in Richtung Boden. Lassen Sie Oberkörper und Schultern entspannt liegen und drücken Sie auch beide Beckenseiten und das Steißbein in Richtung Boden.

NINAS TIPP

Lassen Sie sich beim Üben ruhig mal helfen! Bei dieser Übung darf Ihr Trainingspartner die Hüftseite des aufgestellten Beines sanft in den Boden drücken und darauf achten, dass das Steißbein möglichst auf dem Boden bleibt.

AUSFÜHRUNG

Tempo
kontrolliert
Wiederholungen
1 x je Seite
Sets
Endposition 5 Atemzüge halten

WOCHE
1
ÜBUNG 6

Brustöffner

IM FOKUS
Brustöffnung und Dehnung von Hüften und Oberschenkeln
WICHTIG
Spannen Sie während der gesamten Übung den Beckenboden fest an, er schützt den unteren Rücken!

STARTPOSITION

Setzen Sie sich auf die Fersen. Die Knie und die Knöchel berühren sich. Sollte das für die Knie unangenehm sein, legen Sie ein Kissen zwischen Ober- und Unterschenkel. Richten Sie den Rücken Wirbel für Wirbel auf. Bauch und Beckenboden leicht anspannen. Hände an den unteren Rücken legen, die Fingerspitzen zeigen dabei nach unten.

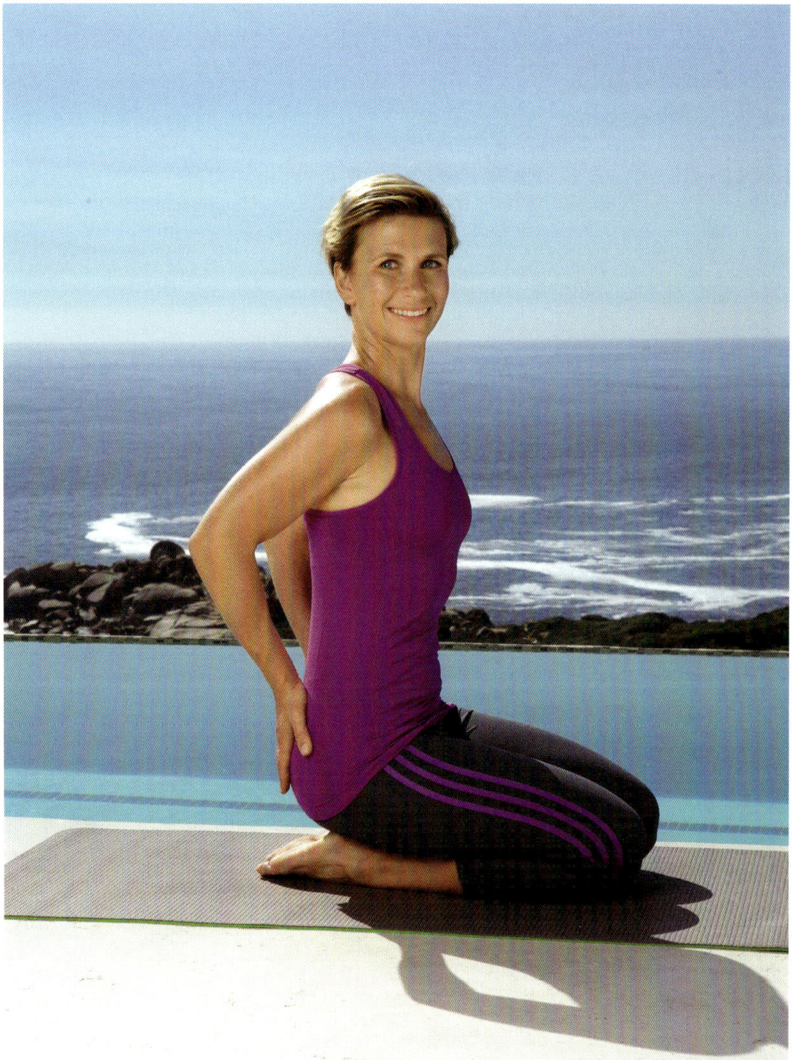

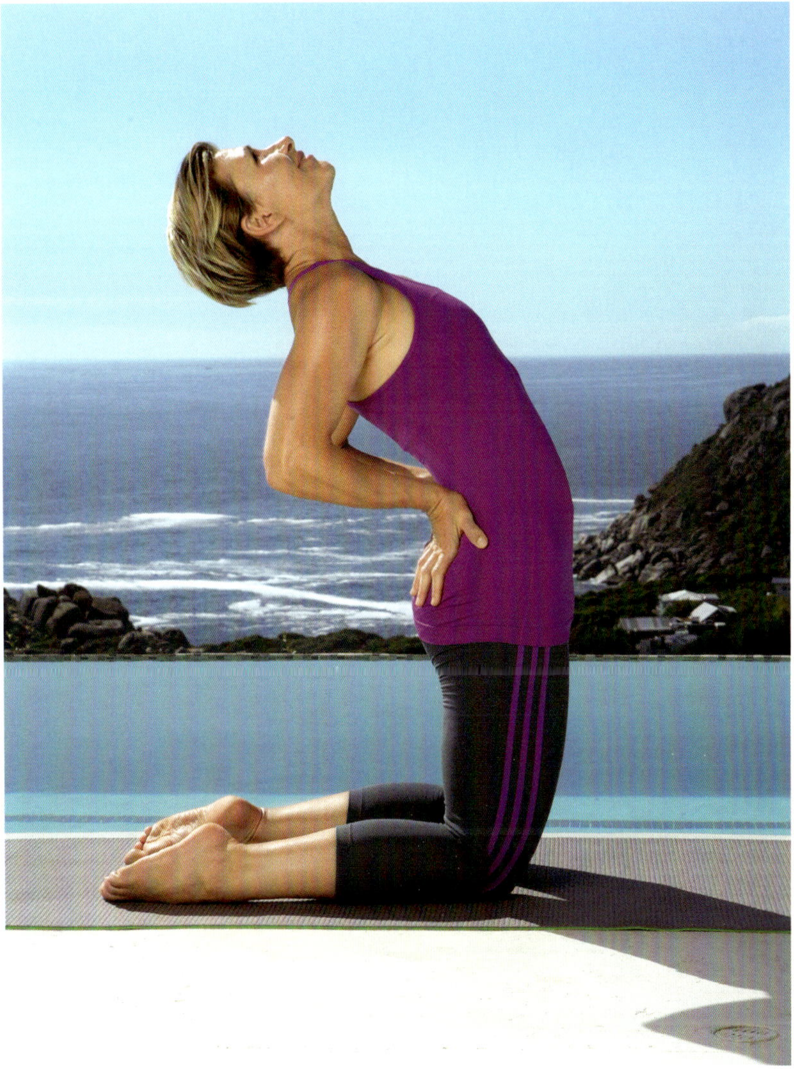

ENDPOSITION

Drücken Sie sich zum Kniestand nach oben und öffnen Sie die Beine etwa hüftbreit. Fußrücken flach auf den Boden. Bauch und vor allem den Beckenboden sehr fest anspannen und mit den Händen das Becken sanft nach vorn schieben. Erst jetzt den Oberkörper aus dem oberen Rücken heraus nach hinten beugen, so weit es angenehm ist. Zum Schluss den Kopf sanft in den Nacken nehmen.

AUSFÜHRUNG

Tempo
langsam
Wiederholungen
2 x
Dauer
Endposition 3 Atemzüge halten

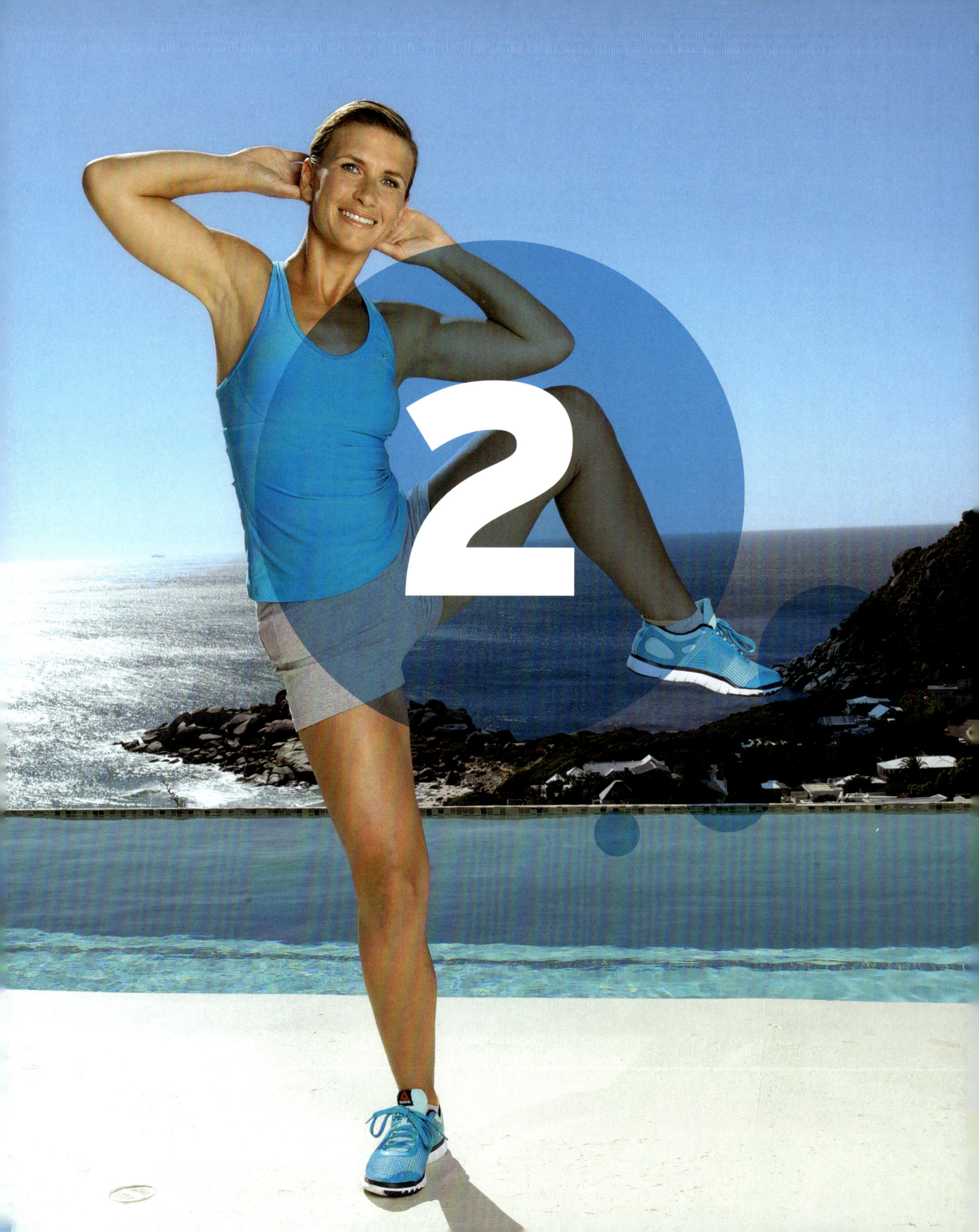
2

Woche 2

Einen Gang hochschalten

Leichtes Fatburning und Gerichte mit Stoffwechsel-Turbo helfen, den Body in Form zu bringen und trotzdem genussvoll satt zu werden

REZEPTE

Karotten-Pasta all´arrabbiata

Kürbis-Risotto

Rote Linsen-Bolognese

Brokkoli-Lauch-Suppe

Grünkohl-Wraps

Paprika-Tomaten-Suppe

Gefüllte rote Paprikaschoten

FATBURNING

Flankenstretch

Taillencurl

Drehstep

Kreuzschritt

Rückencurl

Bauchlift

Kraftpush

Seitentrainer

WOCHE
2
REZEPT 1

Karotten-Pasta all´arrabiata

ZUTATEN

Ergibt 4 Portionen

3–4	große Karotten
2–3 EL	Olivenöl
1	Zwiebel, geschält
2	Knoblauchzehen, geschält
1	grüne Chilischote
10	mittelgroße Tomaten
50 g	schwarze Oliven, entsteint
	Meersalz
	Pfeffer
1 Prise	brauner Zucker
125 g	frische Petersilie oder Basilikum, gehackt

ZEIT

25 min

ZUBEREITUNG

Karotten mit dem Spiralschneider oder einem Sparschäler zu Pasta verarbeiten.
Olivenöl in einem breiten Topf oder einer hohen Pfanne erhitzen. Zwiebel, Knoblauch und Chilischote bei mittlerer Hitze in etwa 5 Minuten weich kochen. Tomaten und Oliven dazugeben, langsam zum Kochen bringen. Hitze reduzieren und 5 Minuten köcheln lassen. Mit Salz und Pfeffer abschmecken. Gehackte Kräuter unterrühren und den Zucker darüberstreuen. Nach Geschmack mit Basilikum garniert servieren.

BALSAM FÜR DIE FIGUR

Olivenöl enthält viel Vitamin E, was die Freien Radikale im Körper bindet. Die Vitamine A, D und K sind ebenfalls enthalten und wirken beim Knochenaufbau entscheidend mit. Zudem senkt der regelmäßige Verzehr von Olivenöl den Blutdruck und wirkt sich positiv auf den Magen aus, reduziert hier die Säurebildung und verstärkt die Gallensekretion. Neben allerlei gesundheitsfördernden Eigenschaften hat Olivenöl aber noch einen entscheidenden Vorteil: Es setzt ein Hormon frei, was den Appetit reduziert und den Cholesterinspiegel senkt.

KRÄUTERTURBO

Petersilie enthält überdurchschnittlich viel Vitamin C, wirkt also antioxidativ im Körper. Das Immunsystem wird angeregt – aber nicht nur das: Die ätherischen Öle im Kraut entwässern sanft und helfen beim Abtransport von Schlacken aus dem Gewebe. Das enthaltene Chlorophyll verbessert den Sauerstofftransport im Blut und wirkt entgiftend, zudem wird die Fettverbrennung verbessert. Petersilie lässt sich auch wunderbar in Smoothies verwenden und schmeckt lecker zu Aufstrichen und allerlei Hauptgerichten.

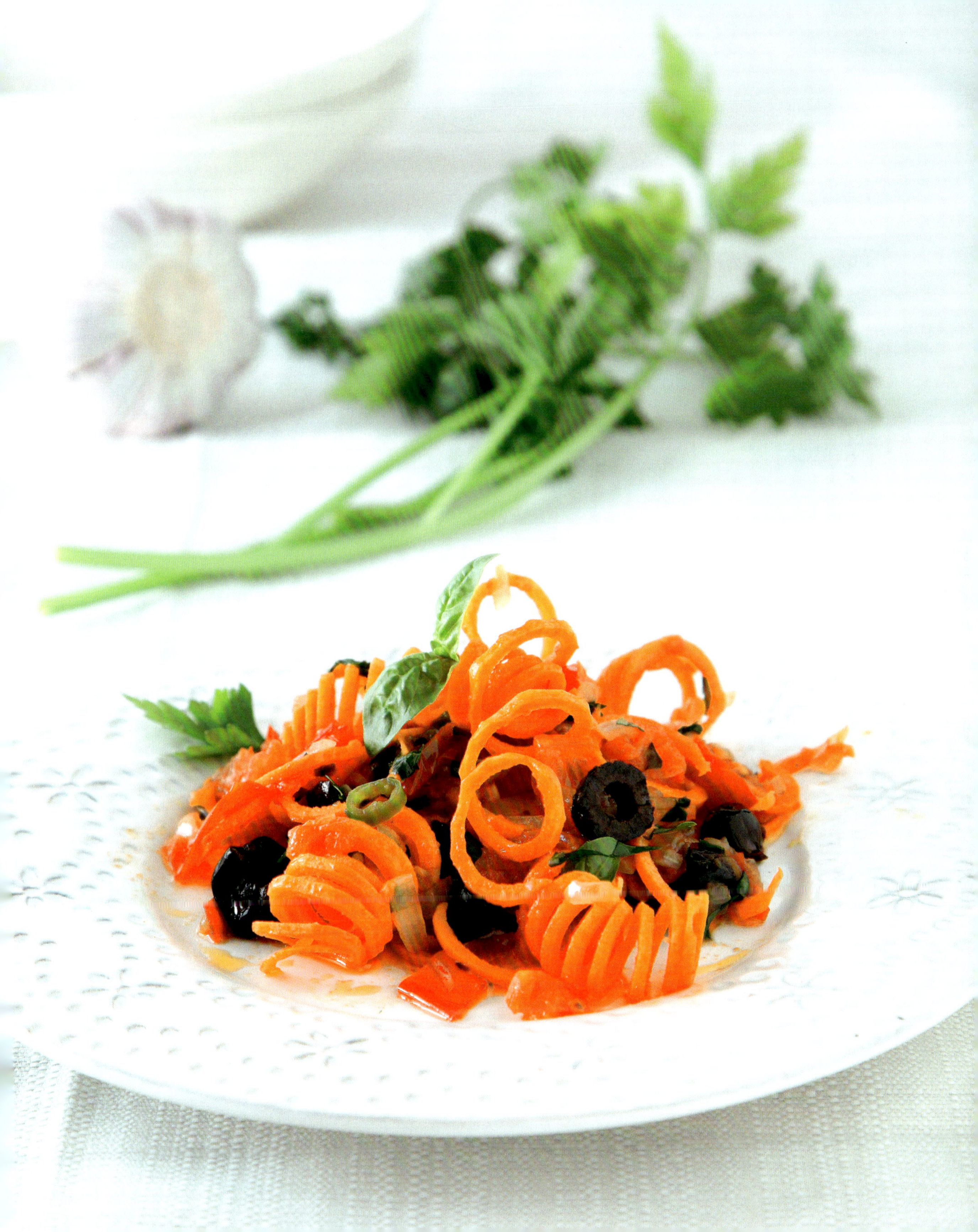

WOCHE 2
REZEPT 2

Kürbis-Risotto

ZUTATEN
Ergibt 4 Portionen

500 g	Hokkaidokürbis
1	Zwiebel, geschält
1	kleines Bund Petersilie
2 EL	Olivenöl
300 g	Risottoreis
1 l	Gemüsebrühe, heiß
	Meersalz
	Pfeffer

ZEIT
45 min

ZUBEREITUNG
Kürbis waschen und entkernen. Die Schale kann mitgegessen werden. Kürbisfleisch und Zwiebel klein würfeln. Petersilie, waschen, trocken schütteln, fein hacken. Olivenöl in einem breiten Topf oder in einer hohen Pfanne erhitzen. Zwiebel- und Kürbiswürfel hineingeben und etwa 10 Minuten bei mittlerer Hitze unter Rühren andünsten. Risottoreis kurz mit andünsten, dann peu à peu die heiße Gemüsebrühe hinzugießen. Immer erst heiße Brühe nachgießen, wenn die bisherige vom Reis aufgesogen wurde. Reis in ca. 20 Minuten garen, bis er bissfest gar ist. Mit Salz und Pfeffer abschmecken und die Petersilie unterrühren.

NÄHRSTOFFBOMBE IN ORANGE
Hokkaidokürbis enthält viel Kalium, wirkt dadurch entwässernd und ausleitend. Mit nur 23 kcal auf 100 g Fruchtfleisch ist das nussig schmeckende Gemüse kalorienarm; der hohe Anteil an Vitaminen A, C, D und E hilft bei antioxidativen Prozessen im Körper. Eine hohe Mineralstoffdichte, beispielsweise Magnesium, Eisen, Kalzium und Kalium sorgen für die nötige Muskelpflege von innen.

SCHARFE KNOLLE
Zwiebeln senken den Blutzuckerspiegel und reduzieren dadurch die Produktion von Insulin, welches sonst die Fettverbrennung hemmt. Auch durch die enthaltene Schwefelverbindung Allicin kommt der Stoffwechsel auf Touren. Außerdem wirkt das Gemüse entzündungshemmend. Bleiben angeschnittene Zwiebeln beim Kochen übrig, legt man diese am besten in ein kleines Schälchen mit Olivenöl; so bleiben die Vitalstoffe erhalten und das Öl kann als Würzöl zum Kochen verwendet werden.

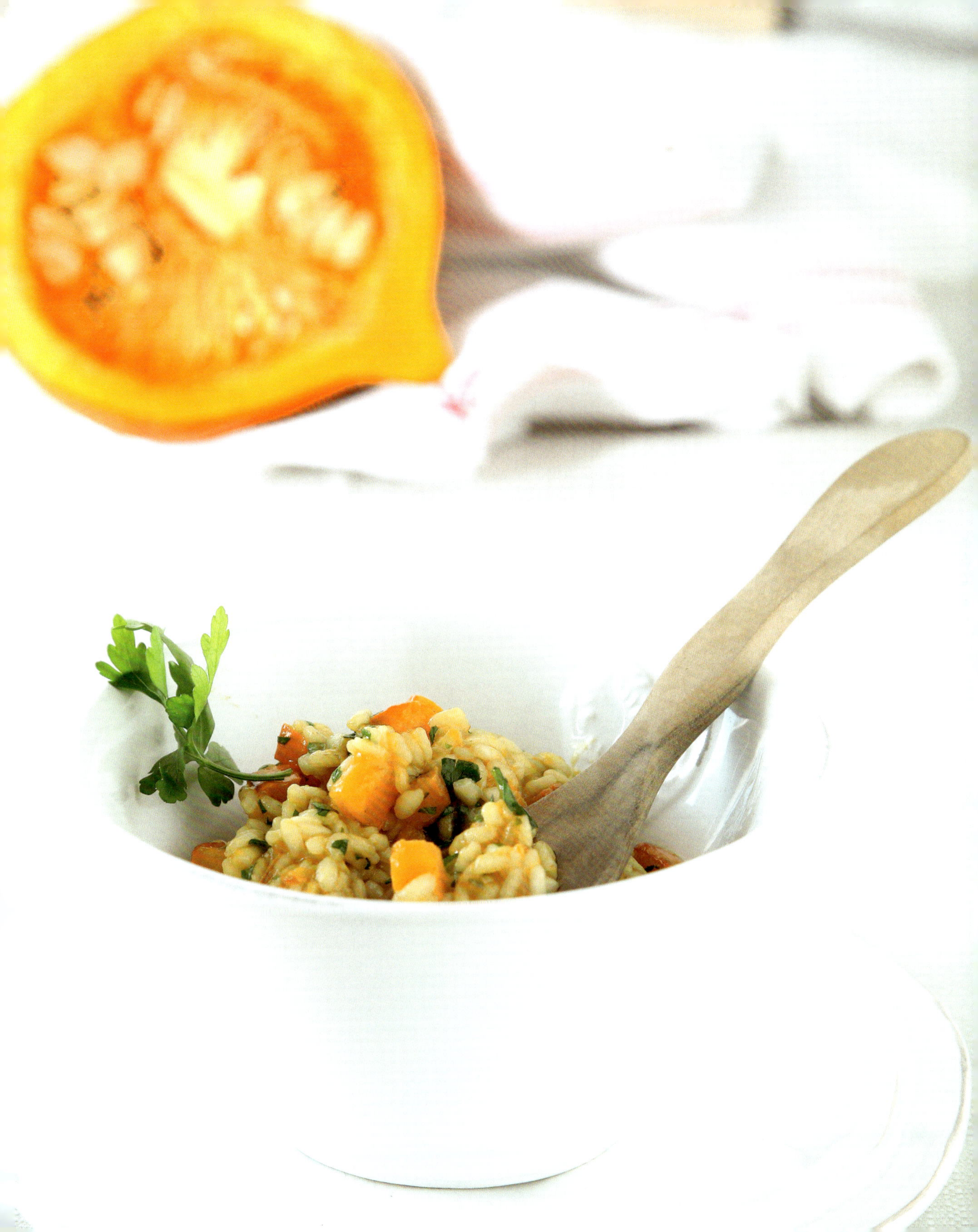

WOCHE 2 REZEPT 3

Rote Linsen-Bolognese

ZUTATEN

Ergibt 4 Portionen

1	große Zwiebel
1	Knoblauchzehe
1	Scheibe Selleriewurzel
1	große Karotte
3 EL	Olivenöl
150 g	rote Linsen
300 g	Tomaten
	Meersalz
	Pfeffer
300 ml	Gemüsebrühe
2	Handvoll frische gemischte italienische Kräuter (Oregano, Basilikum, Rosmarin, Thymian)
500 g	Vollkornspaghetti (alternativ: Spiral-Pasta aus 1 Zucchini)
2 EL	Hefeflocken
1 EL	Agavendicksaft
100 ml	Soja- oder Hafersahne

ZEIT

35 min

ZUBEREITUNG

Zwiebel und Knoblauch schälen, klein hacken. Sellerie klein würfeln. Karotte putzen und raspeln. Olivenöl in einer Pfanne erhitzen. Zwiebel, Sellerie und Knoblauch darin glasig dünsten. Karotten und Linsen hinzugeben, mit Gemüsebrühe ablöschen. Geputzte Tomaten, Salz, Pfeffer und gehackte Kräuter hinzugeben. Alles 20 Minuten bei mittlerer Hitze köcheln lassen, gelegentlich umrühren. Inzwischen Nudeln in Salzwasser garen oder Spiral-Pasta aus Zucchini zubereiten. Soße mit Hefeflocken und Dicksaft abschmecken und Sojasahne einrühren. Spaghetti oder Zucchini-Pasta mit Soße sofort servieren.

SCHLANKE MINI-UFOS

Linsen enthalten viel Eiweiß, viele Ballaststoffe und viele Kohlenhydrate. Sie lassen den Blutzuckerspiegel sehr langsam ansteigen, locken nur wenig fettbremsendes Insulin ins Blut. Linsen sättigen lang anhaltend und unterstützen das Immunsystem mit den Mineralstoffen Kalium, Kalzium, Magnesium, Kupfer, Phosphor, Zink und einem hohen Eisengehalt. Giftstoffe können mit den Linsen im Darm aufgenommen und ausgeschieden werden. Linsen sind ideal vor Wettkämpfen, und kanadische Studien an Leistungssportlern beweisen sogar, dass sie Kartoffeln und Nudeln überlegen sind: Die Sportler zeigten nach Carbo-Loading mit Linsen durchwegs bessere Leistungen. Übrigens: Besonders geballte Power haben auch die Sprossen der Linsen. Einfach Linsen in ein Schälchen geben und mehrere Tage lang regelmäßig wässern. Aufs Brot oder im Salat sind die kleinen Pflänzchen einfach unschlagbar in puncto Nährwerte!

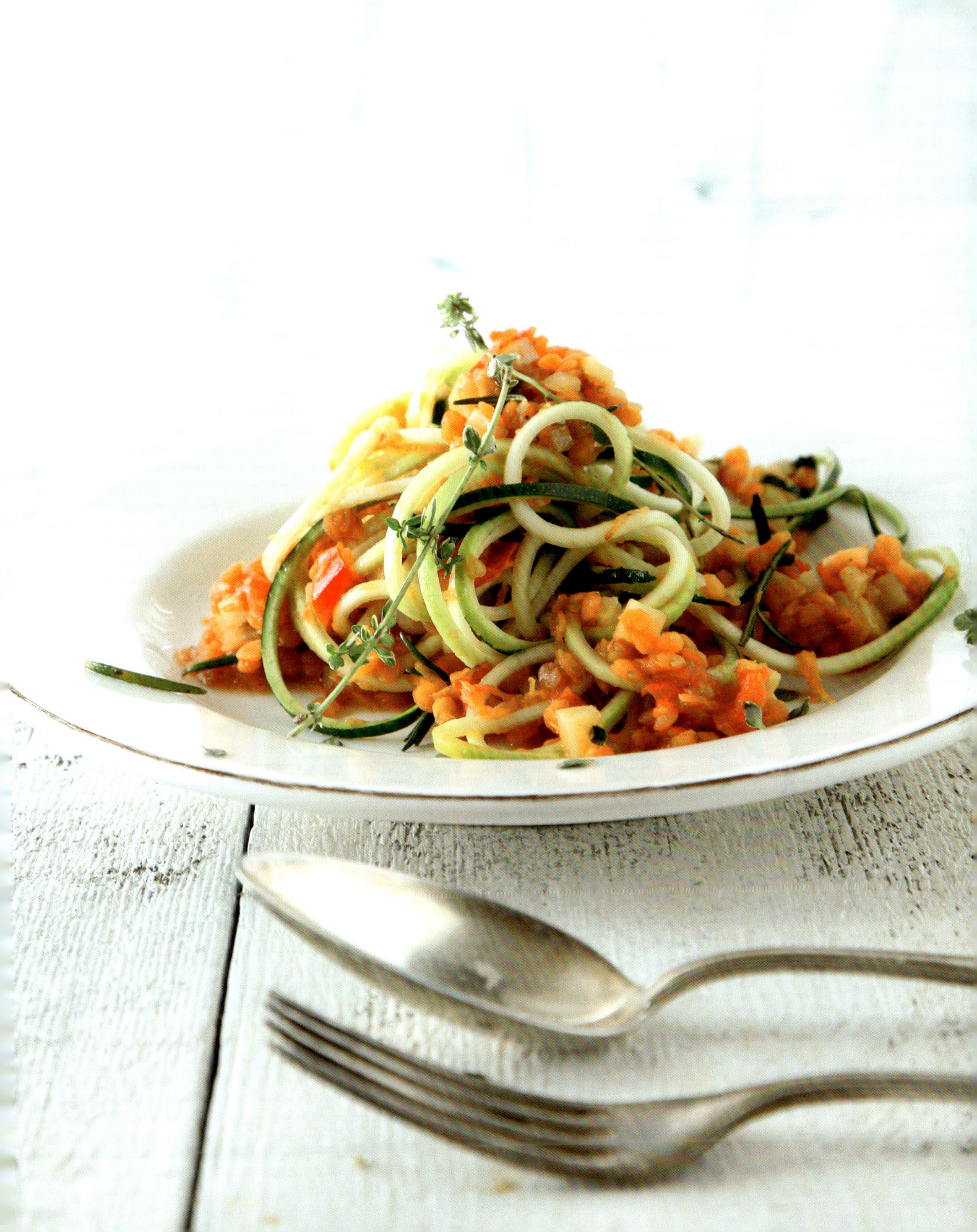

WOCHE 2
REZEPT 4

Brokkoli-Lauch-Suppe

ZUTATEN

Ergibt 4 Portionen

1	kleiner Brokkoli
	Meersalz
½	Avocado
4	mittelgroße Lauchstangen
3 EL	Olivenöl
1 EL	Hefeflocken
50 g	Pinienkerne
50 g	Cashewkerne
50 g	Sesamsamen
1	Handvoll Sprossen oder Kresse

ZEIT

20 min

ZUBEREITUNG

Brokkoli im kochendem Salzwasser blanchieren. Mit etwas Wasser im Mixer mixen. Avocadofruchtfleisch und geputzten Lauch untermixen, bis eine sämige Masse entstanden ist. 500 ml heißes Wasser und die übrigen Zutaten, bis auf Sesam und Sprossen, hinzufügen und mixen, bis die Masse sämig ist. Mit Sesam und Sprossen garniert servieren.

GRÜNES BEAUTY-FOOD

Brokkoli kann in vielen Bereichen punkten: Ein hoher Chromanteil sorgt für einen verbesserten Stoffwechsel. Das indirekte Antioxidans Sulforaphan soll das Krebsrisiko mindern und der Hautalterung vorbeugen. Muskel- und Nervenfunktionen werden mit einem hohen Magnesiumanteil unterstützt. Freie Radikalenfänger C, E sowie das Provitamin A sind ebenfalls mit an Bord. Kalium, Kalzium und Eisen runden das Sportlerpaket ab. Das Coenzym Q10 steckt übrigens auch drin: Es wirkt ebenfalls der Zellalterung entgegen. Brokkoli ist also eine echte Beauty-Queen im Gemüsereich!

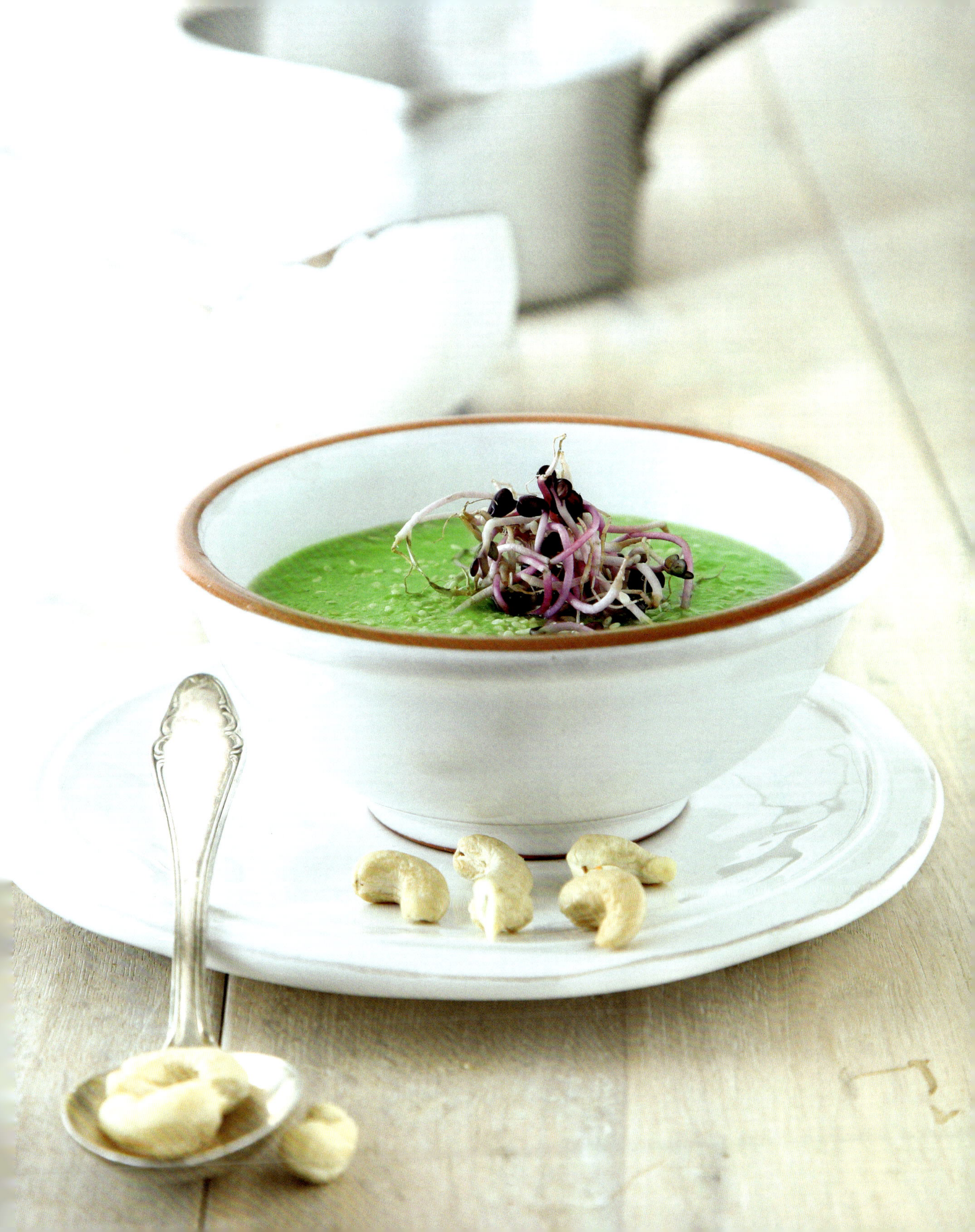

WOCHE
2
REZEPT 5

Grünkohl-Wraps

ZUTATEN

Ergibt 1 Portion

1	Avocado
½	Tomate
1	großes Grünkohlblatt, alternativ Salatblatt
2	getrocknete Datteln
1	Handvoll Sprossen
	einige Blättchen Koriander, Petersilie oder etwas Schnittlauch
	Tamari- oder Sojasoße

ZEIT

10 min

ZUBEREITUNG

Avocado halbieren, entkernen. Avocadofruchtfleisch sowie Tomate in Scheibchen schneiden. Datteln entsteinen und in Streifen schneiden. Vorbereitete Zutaten auf dem Kohlblatt verteilen. Sprossen und Kräuter dazugeben, mit Tamari- oder Sojasoße beträufeln und im Blatt einschlagen.

TIPP

Schmeckt auch gedünstet als Kohlwickel sehr lecker!

VERKOHLT JEDES STEAK

Grünkohl enthält sehr viel Eiweiß, hilft bei der Muskelpflege – aber kann noch viel mehr. Neben vielen Antioxidantien enthält es auch viele Flavonoide, die entzündungshemmend wirken. Grünkohl senkt den Cholesterinspiegel im Blut, enthält viele Ballaststoffe und wirkt dank der enthaltenen Glucosinolate auch noch krebsvorbeugend und entgiftend. Neben seiner Funktion als Powergemüse auf Ihrem Teller darf Grünkohl auch in Ihren grünen Smoothies Einzug halten.

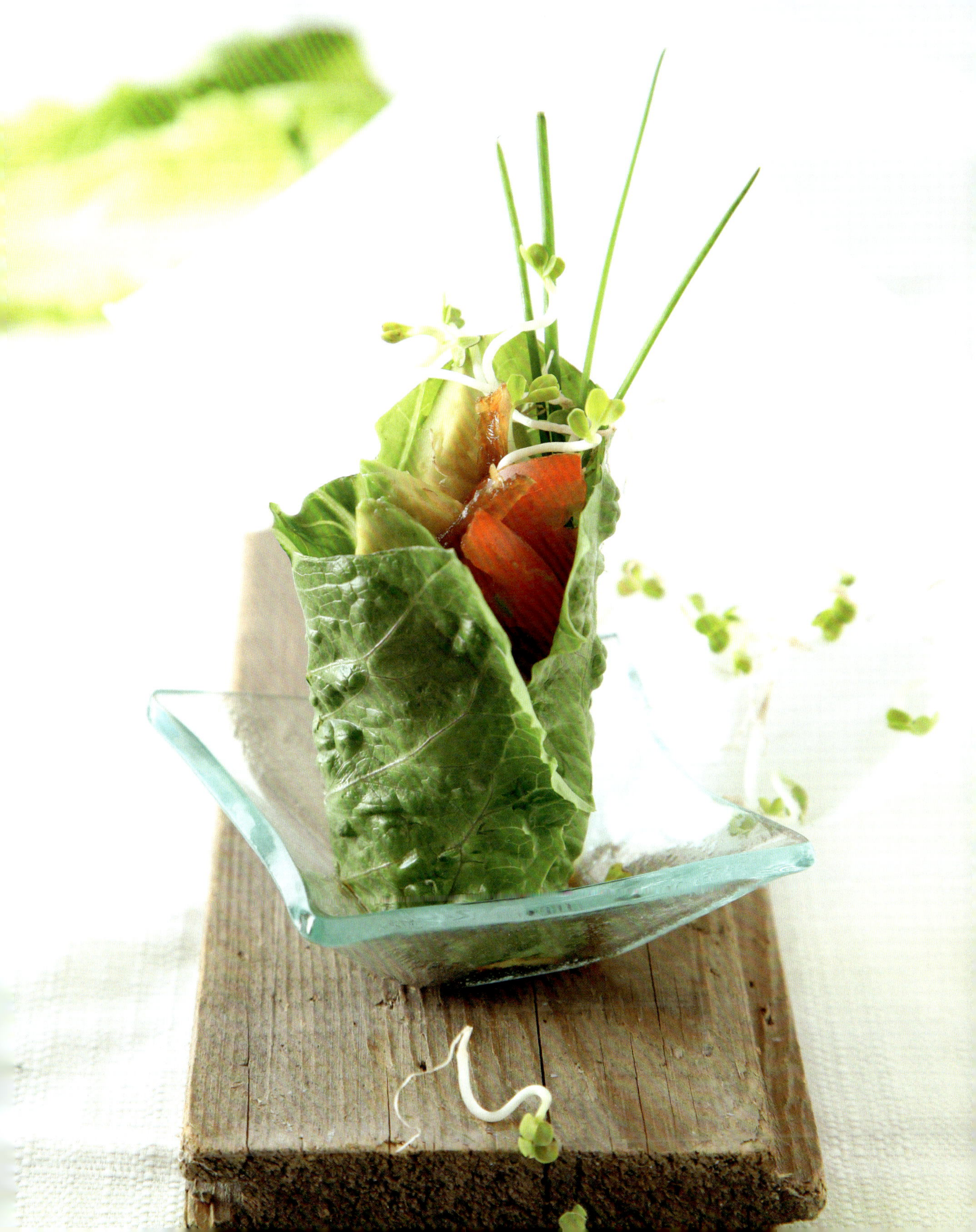

WOCHE 2 REZEPT 6

Paprika-Tomaten-Suppe

ZUTATEN
Ergibt 4 Portionen

5	große Tomaten
2	rote Paprikaschoten, geputzt
30 g	Cashewkerne
30 g	Goji-Beeren
2 EL	Olivenöl
½	rote Zwiebel, geschält
1 EL	Gemüsebrühepulver
	Meersalz
	Cayennepfeffer
1	Handvoll frischer Basilikum, Schnittlauch oder Koriander

ZEIT
20 min

ZUBEREITUNG
Tomaten, Paprika, Cashewkerne und Goji-Beeren in einem Mixer sämig mixen. Öl in einem breiten Topf erhitzen. Zwiebel klein hacken und darin andünsten. 200 ml Wasser dazugießen, Brühe darin auflösen und erhitzen. Gemüsemischung in das fast kochende Wasser geben, Herdplatte ausschalten. Mit Salz und Cayennepfeffer abschmecken. Vor dem Servieren die Kräuter dazugeben.

GEMÜSE IN AMPELFARBEN
Paprika ist ein absolutes Sportlergemüse: Die Mineralstoffe Kalium, Magnesium, Zink und Calcium unterstützen den Körper bei der Regeneration. Vitamin A und B und vor allem ein sehr hoher Vitamin-C-Gehalt sorgen für eine gute Immunabwehr; viele Flavonoide sind ebenfalls in der Paprika enthalten, sorgen für das Abfangen Freier Radikale. Beta-Carotin sorgt für Zellschutz; ein geringer Kaloriengehalt rundet das Schlank-Paket des runden Nachtschattengewächses ab.

GLÜCKSBEEREN MIT ANTI-AGING-FAKTOR
Die Goji-Beere ist so geballt voll mit Vitaminen, Mineralstoffen, Antioxidantien und Spurenelementen, dass sie als gesündeste Beere der Welt gilt. In ihrer Heimat Tibet und China sagt man ihr nach, dass sie den Genießer in einen glückseligen Zustand versetzt. Die Anti-Aging-Eigenschaften der Goji-Beere ist unumstritten: Sie enthält zehnmal so viele Antioxidantien wie Rosinen und verlangsamt damit die Zellalterung. Wichtig beim Kauf der Beeren, die meistens getrocknet erhältlich sind: Auf Bio-Siegel achten, sonst nehmen Sie statt Vitaminen möglicherweise einen chinesischen Pflanzenschutzmittel-Cocktail zu sich!

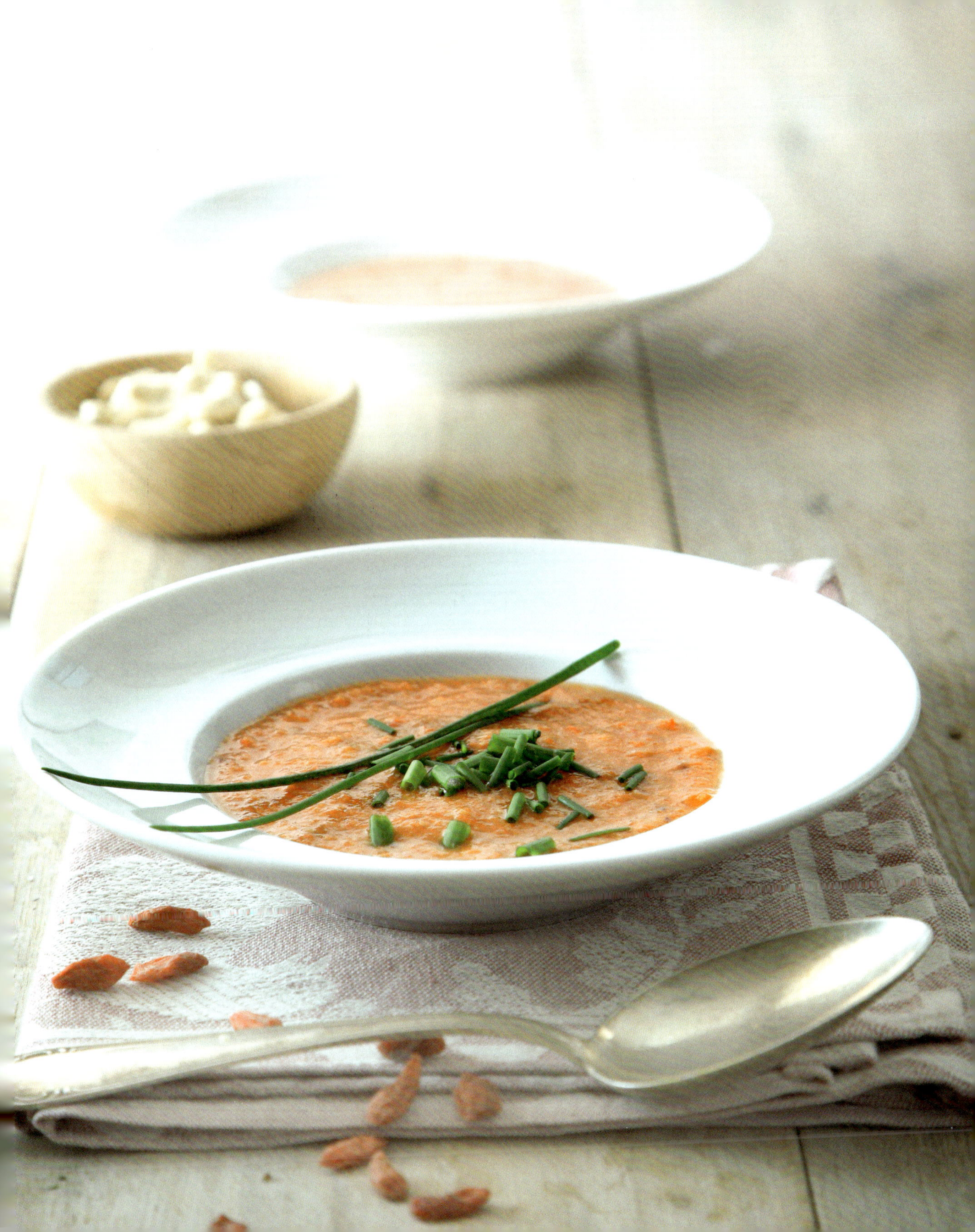

WOCHE 2
REZEPT 7

Gefüllte rote Paprikaschoten

ZUTATEN

Ergibt 2 Portionen

150 g	brauner Reis
150 g	Dinkel
1	kleine Zwiebel, geschält
50 g	Räuchertofu
250 ml	Gemüsebrühe
2	große rote Paprikaschoten
2 EL	Olivenöl
	Meersalz
	Pfeffer

ZEIT

40 min

ZUBEREITUNG

Reis und Dinkel nach Packungsanleitung garen. Zwiebel und Tofu getrennt klein würfeln. Brühe mit 150 ml Wasser mischen. Von den Paprika einen Deckel abschneiden. Paprika waschen und putzen.
In einer Pfanne das Olivenöl erhitzen. Räuchertofu kurz und scharf anbraten. Zwiebel dazugeben und glasig dünsten. Dann Reis, Dinkel und die Hälfte der Brühe hinzufügen. Mit Salz und Pfeffer abschmecken. Paprikaschoten mit der Mischung füllen und in eine Auflaufform setzen. Restliche Gemüsebrühe in die Form gießen, evtl. übrige Reismasse ebenfalls dazugeben. Im vorgeheizten Backofen bei 180 Grad Ober- und Unterhitze etwa 15 Minuten garen.

PLUS AN PROTEINEN

Brauner Reis ist reich an Eiweiß, was für den Muskelaufbau und die Regeneration benötigt wird. Darüber hinaus ist das Korn ein echter Schlankmacher: Mit nur 150 kcal pro Tasse ist gekochter Reis energiearm, darüber hinaus wirkt er entwässernd. Im Gegensatz zu weißem Reis ist die äußere Hülle der Körnchen nicht abgeschält worden; hier stecken die meisten Mineralstoffe drin. So nehmen Sie Ballaststoffe zu sich, und der Blutzucker steigt wesentlich langsamer als bei der weißen Verwandtschaft.

LEICHT UND LOCKER

Dinkel ist besser verträglich als andere Getreidesorten und kann meistens sogar von Weizenallergikern verzehrt werden, obwohl Dinkel mit Weizen eng verwandt ist. Schon Hildegard von Bingen schrieb dem Korn eine heilende Wirkung zu. Fakt ist, dass Dinkel die essentiellen Aminosäuren Phenylalanin und Tryptophan enthält. Phenylalanin ist für den Aufbau der Stimmungshormone Adrenalin und Noradrenalin notwendig, Tryptophan regt die Bildung des Launemachers Serotonin an. Wichtig für Sportler und Figurbewusste: Dinkel lässt den Blutzucker nur langsam ansteigen und macht lange satt. Besonders viel der enthaltenen Nährstoffe können Sie dem Korn entlocken, wenn Sie es gekeimt zu sich nehmen, beispielsweise als Keimbrot.

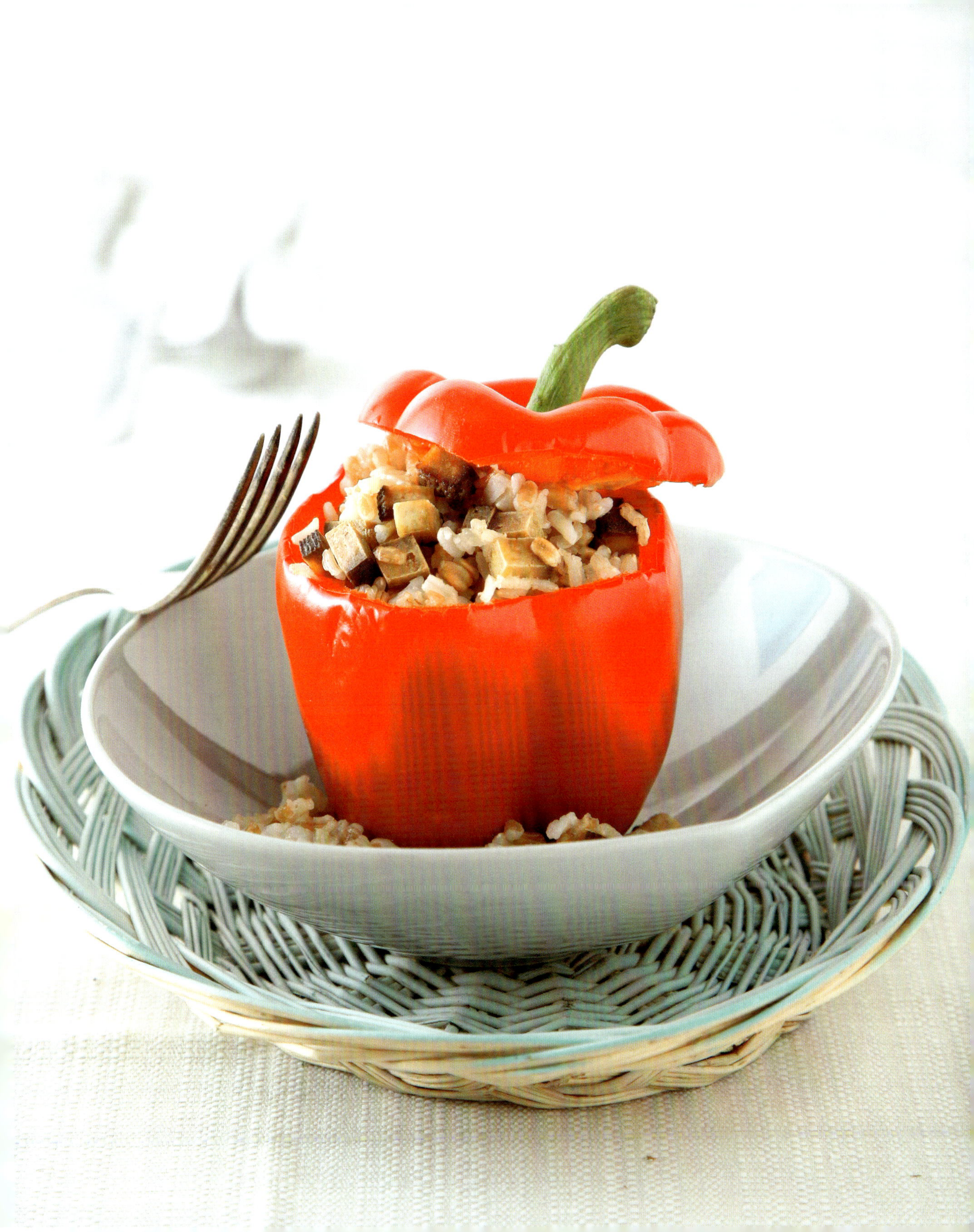

WOCHE
2
ÜBUNG 1

Flankenstretch

IM FOKUS
Dehnung der jeweiligen Körperseite, Stabilisierung des Rückens, sanftes Aktivieren der Core-Muskeln
WICHTIG
Sorgen Sie dafür, dass Sie eine runde Beugung machen; kontrollieren Sie die Ausführung am besten vor dem Spiegel! Knickt der Oberkörper in der Taille ein, ist die Übung wesentlich weniger effektiv

STARTPOSITION

Beine sehr weit grätschen. Knie tief beugen. Drehen Sie Zehenspitzen und Knie leicht nach außen und spannen Sie die Oberschenkel fest an. Dann die Muskulatur nach hinten ziehen, um so auch die Knie weiter nach hinten zu bewegen. Strecken Sie die Arme auf Schulterhöhe seitlich aus, die Handflächen zeigen dabei nach oben. Rücken gerade halten.

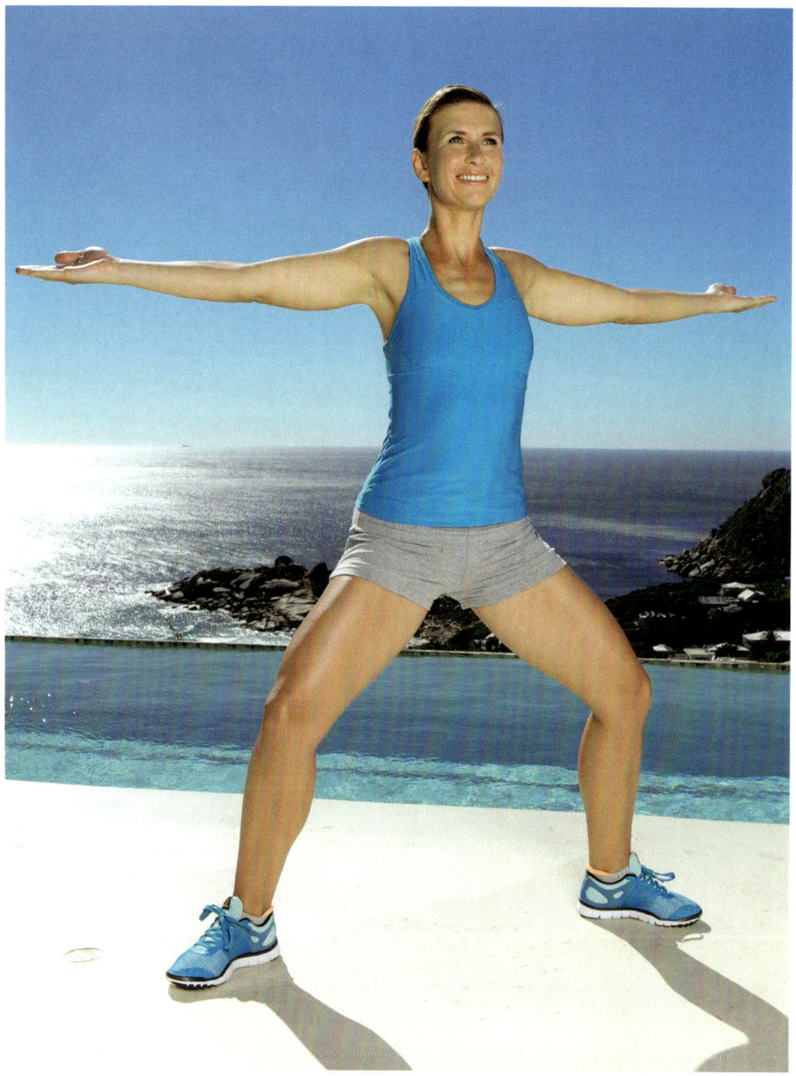

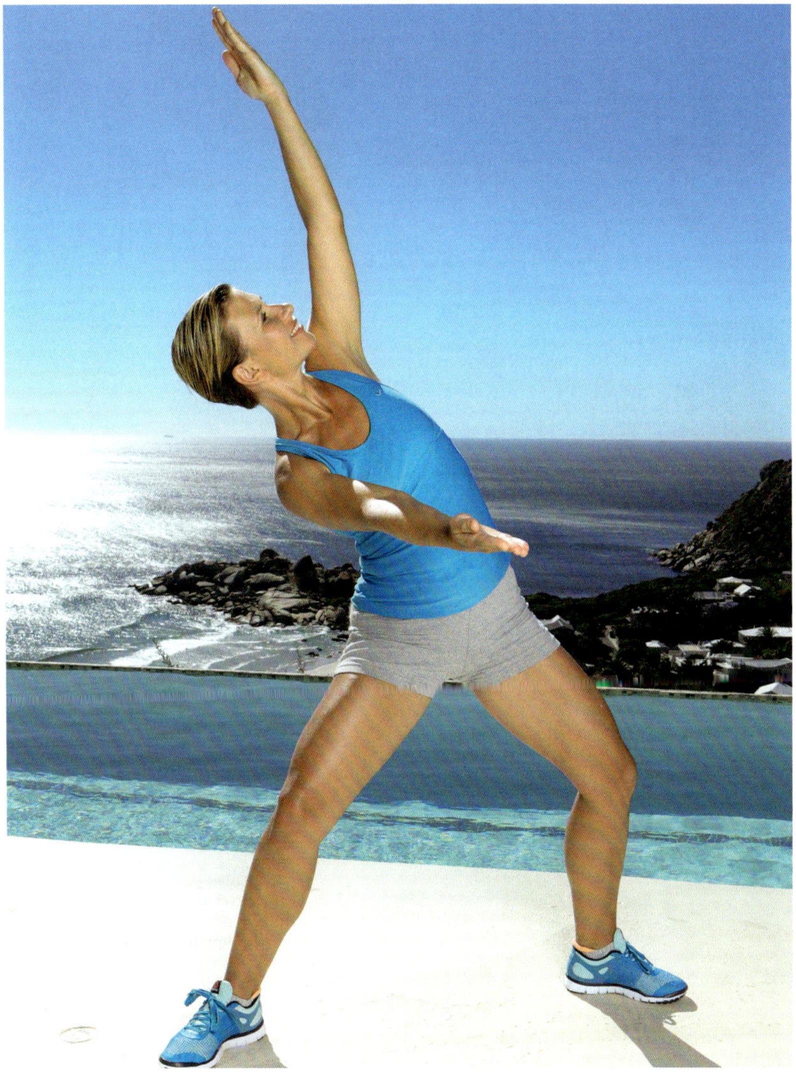

ENDPOSITION

Ziehen Sie den linken Arm zuerst nach oben und dann weit über den Körper nach rechts, dabei die Handfläche zum Körper drehen und die linke Schulter tief halten. Gleichzeitig den rechten Arm nach vorn ausstrecken und den Blick in die linke Hand richten.

NINAS TIPP

Verinnerlichen Sie die Fatburner-Übungen, bevor Sie diese umsetzen! Trainieren Sie am besten vor einem Spiegel und kontrollieren Sie immer wieder Körperhaltung und Ausführung. Das sichert Ihnen beste Trainingsergebnisse!

AUSFÜHRUNG

Tempo
dynamisch
Wiederholungen
16 x im Wechsel
Sets
2

WOCHE
2
ÜBUNG 2

Taillencurl

IM FOKUS
Seitliche Bauchmuskeln und tief liegende Core-Muskeln
WICHTIG
Sorgen Sie für einen stabilen Stand! Ohne Schuhe oder auf einer weichen Matte wird die Übung fordernder

STARTPOSITION

Beine weit grätschen. Knie beugen. Fußspitzen und Knie leicht nach außen drehen, die Oberschenkel anspannen und nach außen und hinten drehen. Hände an den Hinterkopf nehmen, die Ellbogen nach außen ziehen. Richten Sie den Rücken bewusst auf und spannen Sie Bauch und Beckenboden an. Gewicht nach rechts, linkes Bein strecken und linke Ferse anheben.

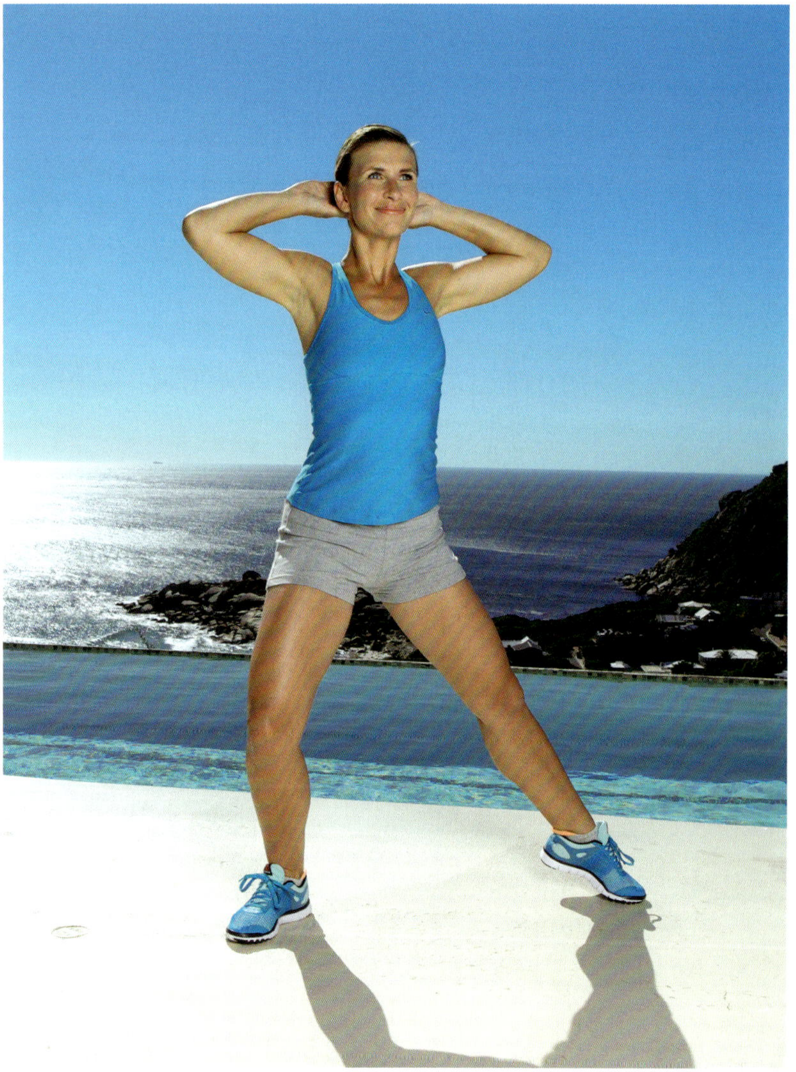

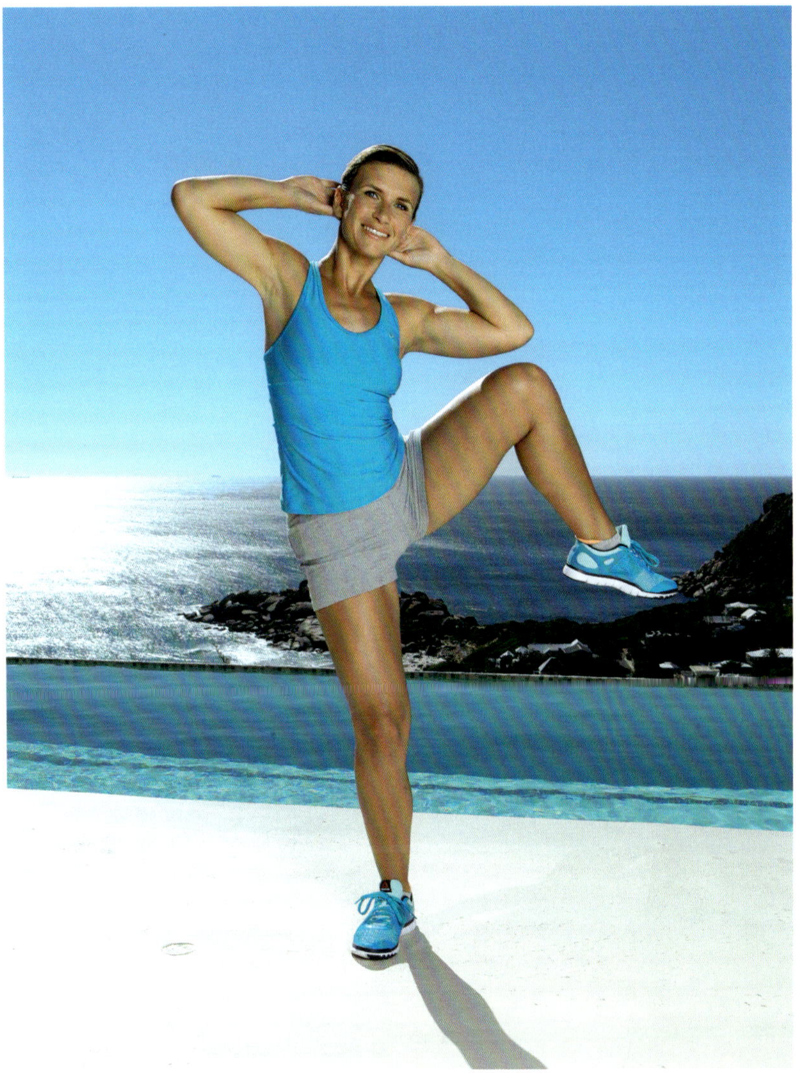

ENDPOSITION

Verlagern Sie nun das Gewicht komplett nach rechts und heben Sie das linke Bein kontrolliert vom Boden an. Beugen Sie das linke Knie und heben Sie es bis auf Höhe der Taille gebeugt an. Bewegen Sie gleichzeitig den linken Ellbogen in Richtung linkes Knie und neigen Sie dabei den Oberkörper leicht nach links.

AUSFÜHRUNG

Tempo
zügig
Wiederholungen
16 x je Seite
Sets
2

WOCHE
2
ÜBUNG 3

Drehstep

IM FOKUS
Balance und die tiefen Schichten der Bauchmuskeln werden hier ebenso gefordert wie die Pomuskulatur
WICHTIG
Nehmen Sie sich Zeit, um den Bewegungsablauf zu erlernen! Die Übung ist sehr komplex

STARTPOSITION

Beginnen Sie im Stand und öffnen Sie die Füße hüftweit. Beide Fußspitzen zeigen nach vorn, die Knie sind parallel zueinander. Bauch und Beckenboden leicht anspannen und die Knie tief beugen, dabei den Po weit nach hinten absetzen. Das Gewicht dabei auf die Fersen verlagern und die Arme in Verlängerung des Oberkörpers nach vorn ausstrecken, die Handflächen zeigen zueinander. Schultern von den Ohren weg ziehen.

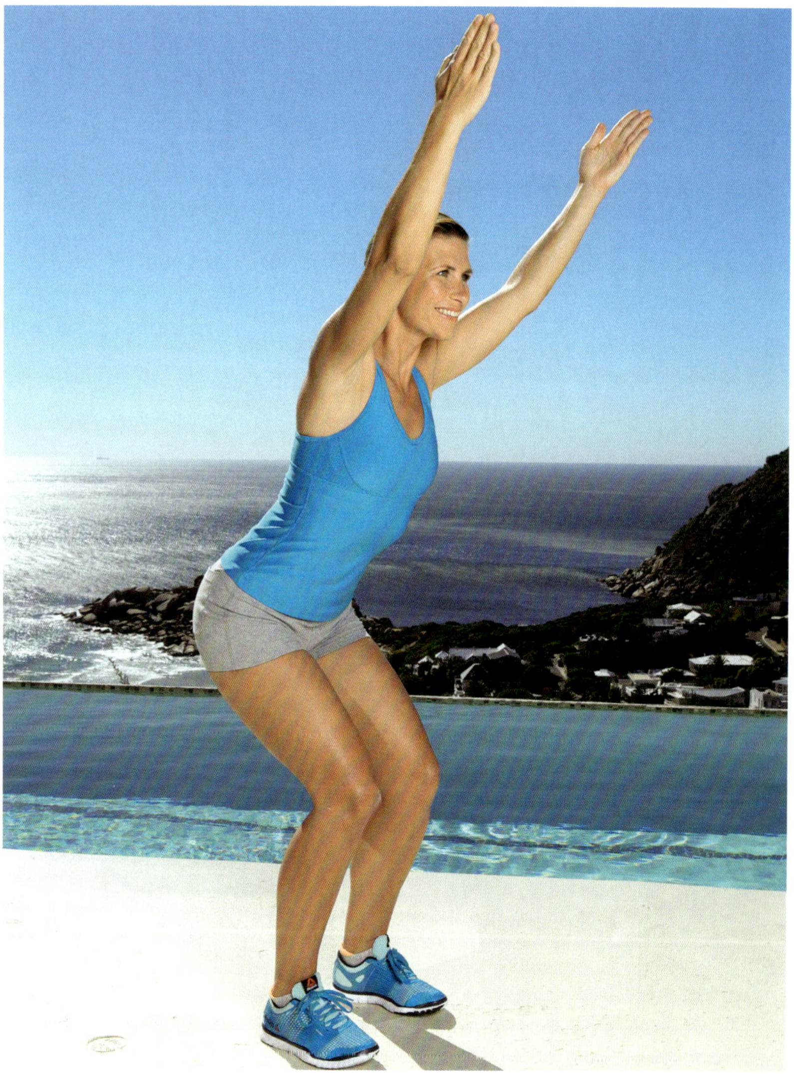

NINAS TIPP

Um die Fettverbrennung zu maximieren, sollten Sie nach dem Training keine Kohlenhydrate, also keine zuckerhaltigen Getränke und keine Mahlzeiten, zu sich nehmen. Setzen Sie stattdessen auf Ingwerwasser: Etwa 2 Zentimeter Ingwerknolle in dünne Scheiben schneiden und für mindestens 30 Minuten in einen Liter stilles Wasser legen – fertig!

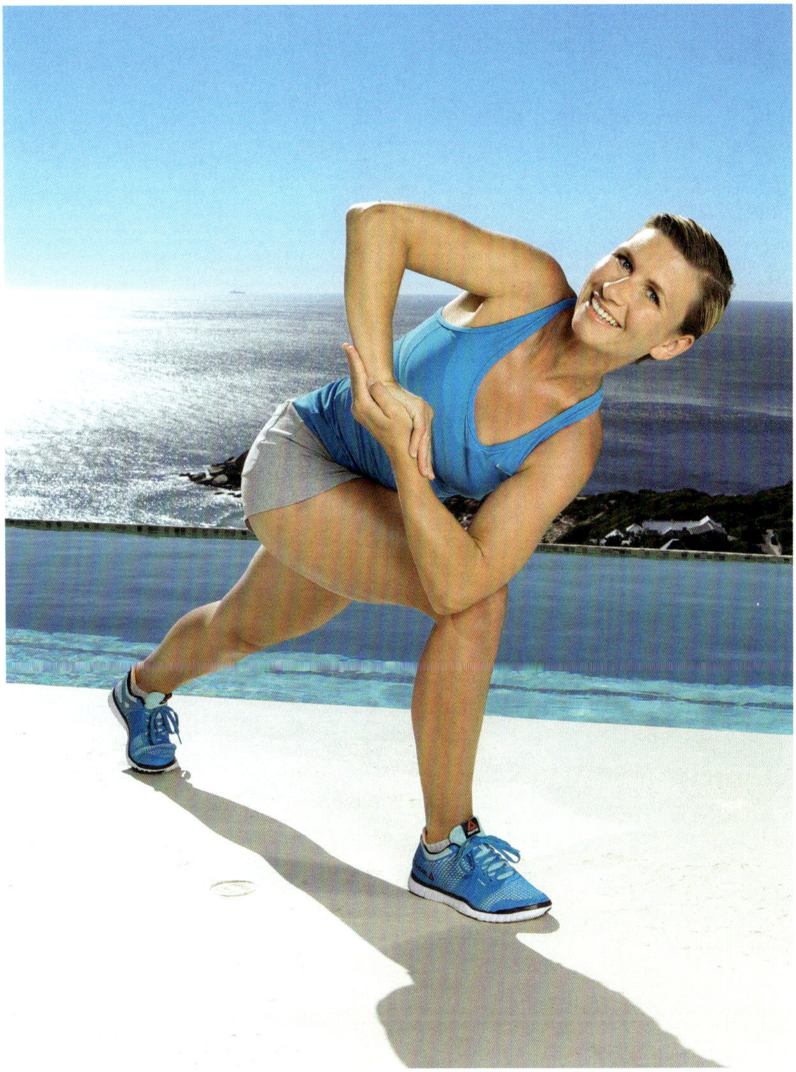

ENDPOSITION

Verlagern Sie nun das Gewicht nach rechts und setzen Sie den linken Fuß so weit wie möglich nach hinten. Gleichzeitig die Handflächen vor der Brust aneinander drücken und den linken Ellbogen an die Außenseite des rechten Knies ziehen. In dieser Position nochmal das linke Bein bewusst durchstrecken und die Hüfte in Richtung Boden drücken, dann zurück in die Startposition.

AUSFÜHRUNG

Tempo
langsam

Wiederholungen
8 x je Seite

Sets
2

WOCHE
2
ÜBUNG 4

Kreuzschritt

IM FOKUS
Balance und tiefliegende Rumpfmuskeln, Gesäß und seitliche Bauchmuskeln
WICHTIG
Das Gewicht bleibt während der gesamten Übung überwiegend auf dem Standbein, Knie stets gebeugt halten

STARTPOSITION

Beine weit grätschen. Knie und Zehenspitzen zeigen leicht nach außen, die Oberschenkel fest anspannen. Den Rücken aufrichten. Bauch und Beckenboden anspannen und den Kopf in Verlängerung der Wirbelsäule halten. Hände an der Taille abstützen und die Schultern nach hinten und unten ziehen. Das Gewicht dann langsam nach rechts verlagern und das linke Bein gestreckt etwa 20 Zentimeter vom Boden anheben. Gleichzeitig den linken Arm auf Schulterhöhe ausstrecken, Handfläche nach oben drehen.

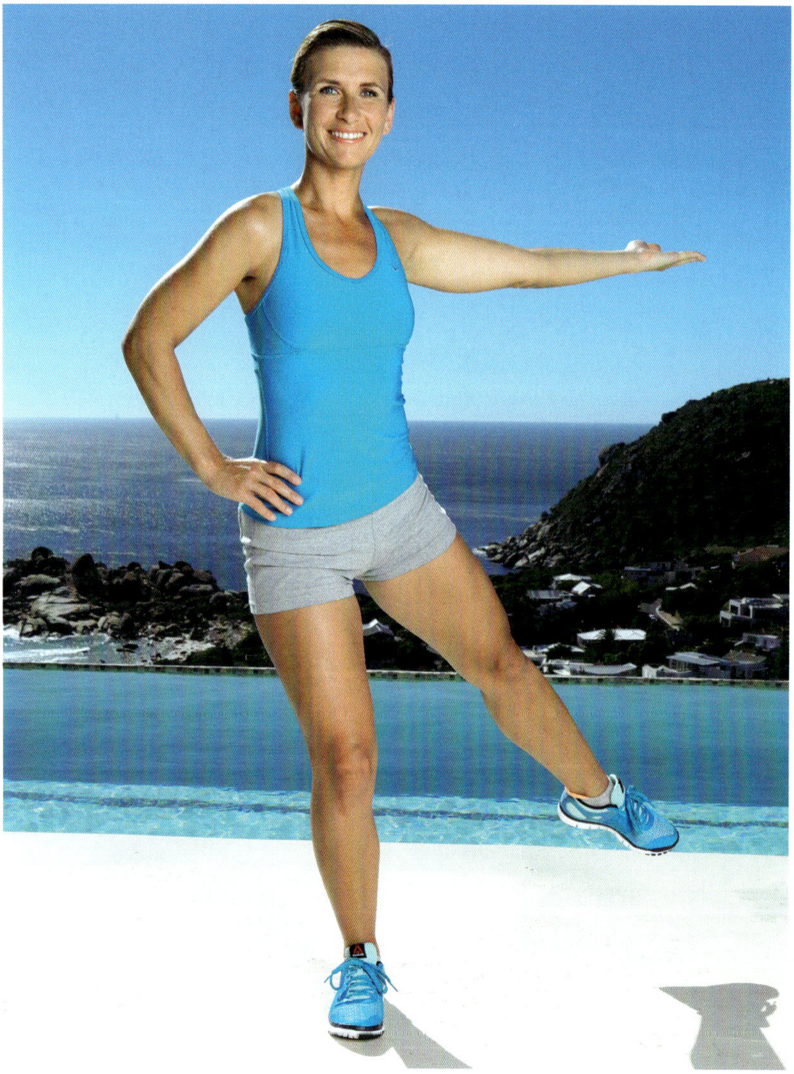

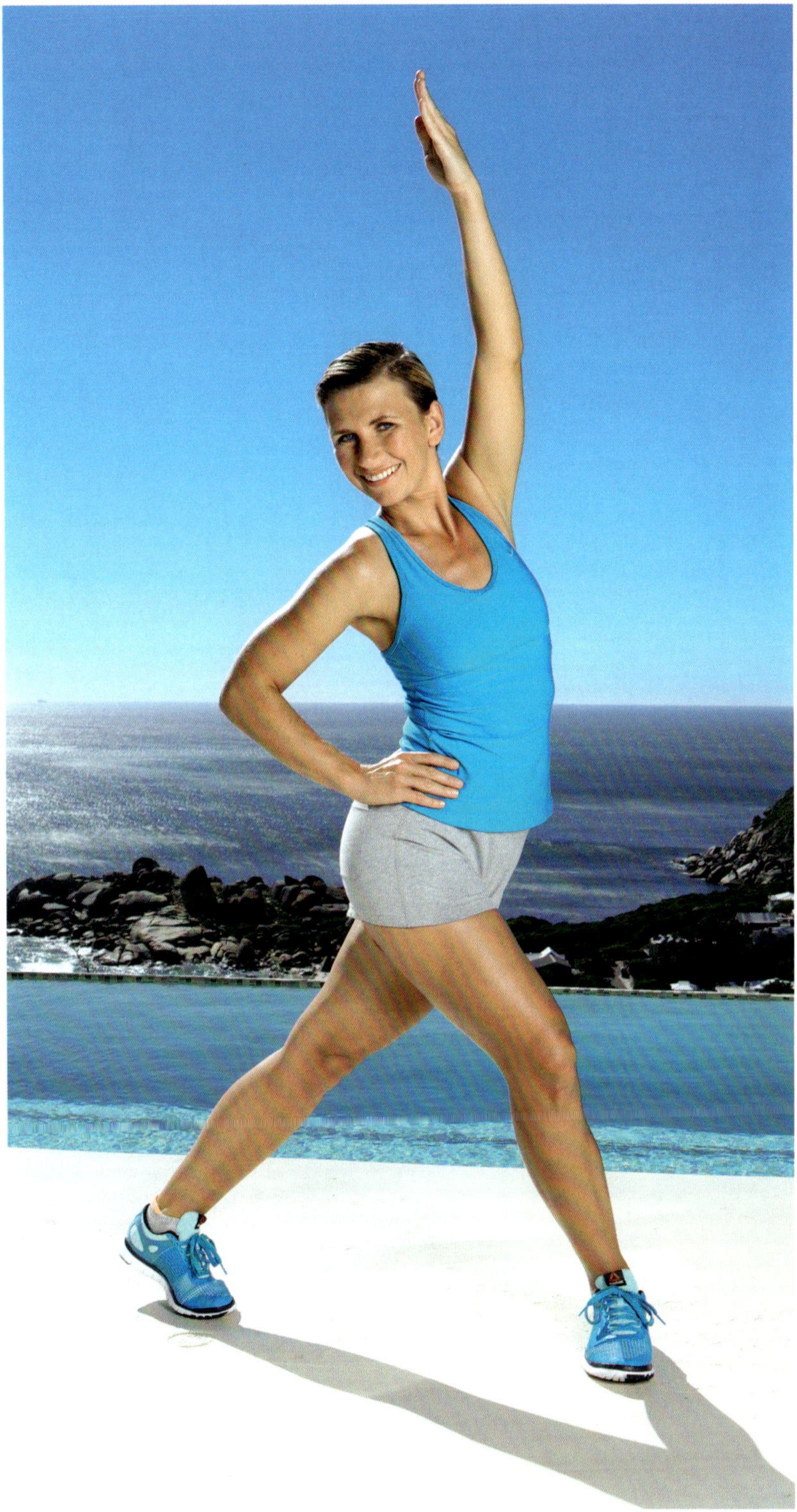

ENDPOSITION

Führen Sie nun das linke Bein gestreckt in einer weiten Kreisbewegung nach hinten und kreuzen Sie das Bein dann hinter dem rechten Bein. Setzen Sie ganz zum Schluss erst die linke Fußspitze auf, das rechte Knie dazu etwas tiefer beugen. Gleichzeitig den linken Arm nach oben und nach rechts ziehen und den Oberkörper zuerst strecken, dann aus der Taille heraus sanft nach rechts neigen.

AUSFÜHRUNG

Tempo
zügig
Wiederholungen
8 x je Seite
Sets
2

WOCHE
2
ÜBUNG 5

Rückencurl

IM FOKUS
Mobilisation, Stabilisation und Kräftigung des Rückens stehen im Vordergrund. Balance und Beweglichkeit werden gefördert

WICHTIG
Achten Sie darauf, dass die Hüfte des jeweils angehobenen Beins parallel zur anderen Hüftseite bleibt und nicht abkippt oder aufgedreht wird

STARTPOSITION

Beginnen Sie sitzend. Stellen Sie dann die Knie senkrecht unter den Hüftgelenken und die Handgelenke senkrecht unter den Schultern auf. Handteller und Finger gleichermaßen fest auf den Boden pressen. Spannen Sie Bauch, Rücken und Beckenboden an, halten Sie den Rücken möglichst gerade. Blick zum Boden richten. Dann das Gewicht nach rechts verlagern und das linke Bein auf Hüfthöhe nach hinten ausstrecken, Fußspitze ebenfalls strecken.

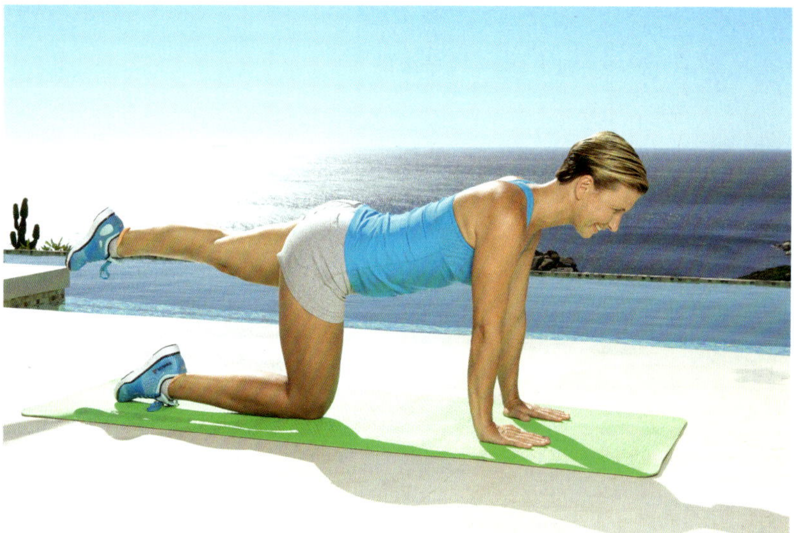

ENDPOSITION

Biegen Sie dann das linke Knie und ziehen Sie es langsam zur Brust nach vorn. Gleichzeitig den Rücken vom Steißbein beginnend runden. Rollen Sie die Wirbelsäule Wirbel für Wirbel langsam nach oben, bis das Knie die Nasenspitze berührt.

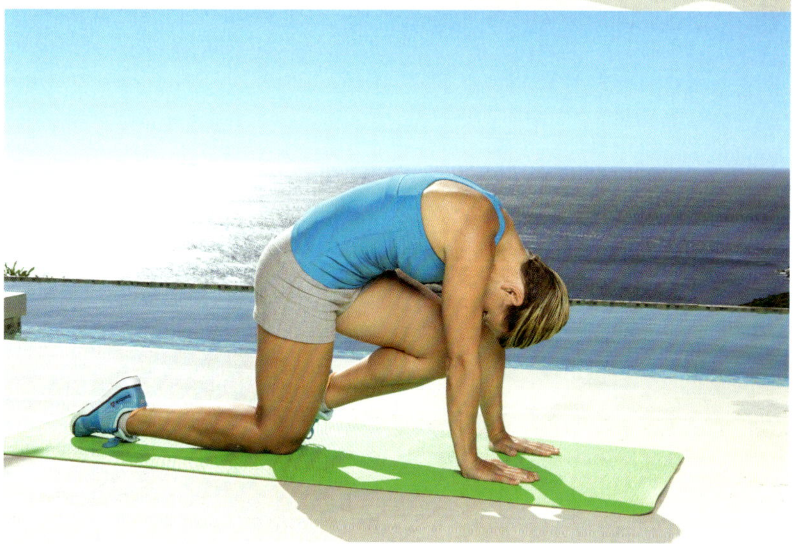

AUSFÜHRUNG

Tempo
gleichmäßig, langsam

Wiederholungen
8 x

Sets
2

Bauchlift

WOCHE
2
ÜBUNG 6

IM FOKUS
Seitliche Bauchmuskeln, Core-Muskeln, mittlerer Gesäßmuskel, Balance
WICHTIG
Führen Sie die Übung ohne Schwung aus

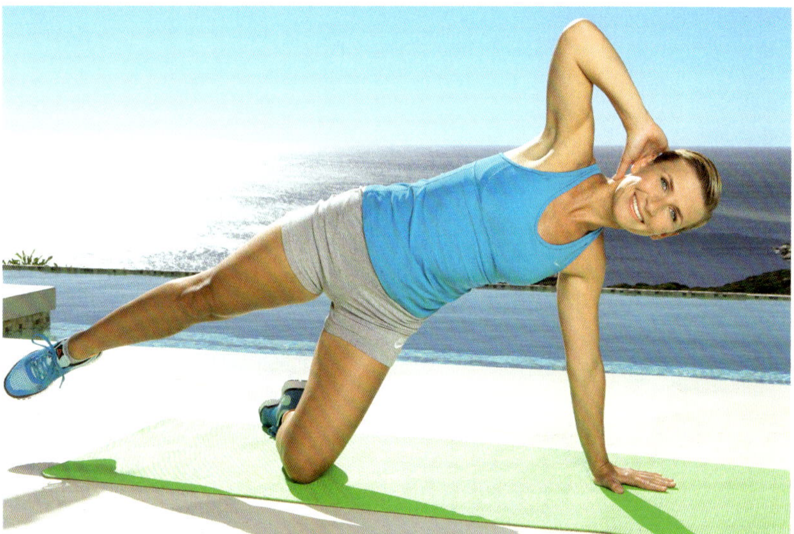

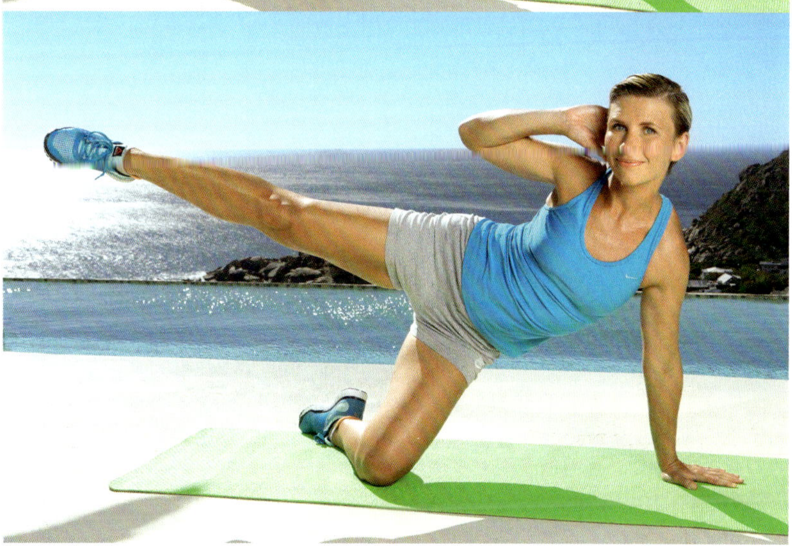

STARTPOSITION

Setzen Sie sich auf der linken Seite ab. Die linke Hand unter dem linken Schultergelenk positionieren. Fingerspitzen zeigen vom Körper weg. Handflächen und Finger fest auf den Boden drücken. Knie leicht gebeugt halten. Linke Hand, Hüfte und Fußgelenke befinden sich auf einer Linie. Dann die Hüfte anheben. Rechte Hand an den Hinterkopf nehmen, Ellbogen nach hinten. Rechtes Bein in Verlängerung des Oberkörpers ausstrecken, Fuß strecken.

ENDPOSITION

Drücken Sie sich bewusst aus der linken Schulter heraus nach oben. Heben Sie das rechte Bein nun langsam an und spannen Sie dabei die seitlichen Bauchmuskeln fest an. Den rechten Ellbogen in Richtung rechtes Bein ziehen, den Oberkörper dabei aber nicht nach vorn oder hinten wegkippen lassen

AUSFÜHRUNG

Tempo
zügig
Wiederholungen
16 x je Seite
Sets
2

WOCHE
2
ÜBUNG 7

Kraftpush

IM FOKUS
Beweglichkeit der Schultern, Kraft von Armen und Schulterpartie. Dehnung der Beinrückseiten und des unteren Rückens
WICHTIG
Atmen Sie während der Übung weiterhin gleichmäßig durch

STARTPOSITION

Beginnen Sie im Vierfüßerstand. Setzen Sie die Ellbogen senkrecht unter den Schultergelenken auf und verschränken Sie die Hände. Drücken Sie sich aus den Schultern heraus bewusst nach oben und pressen Sie Unterarme und Hände fest in den Boden. Knie senkrecht unter den Hüften ausrichten, Bauch und Rücken anspannen. Dann die Beine ausstrecken, die Füße jetzt hüftweit öffnen, die Fersen anheben. Beine in einer Linie mit dem Oberkörper ausrichten.

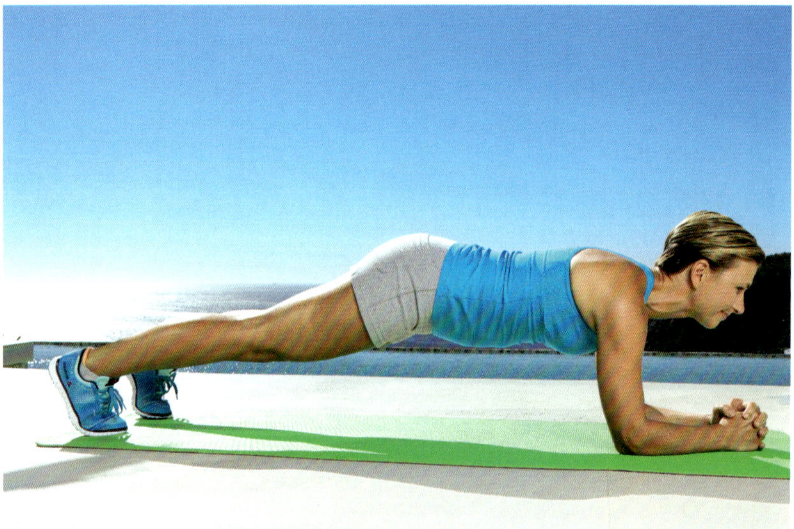

ENDPOSITION

Den Po langsam nach hinten und oben schieben, die Fersen in Richtung Boden drücken und den Kopf durch die Arme hindurch ebenfalls in Richtung Boden schieben. Drücken Sie die Schultern nach hinten und schieben Sie das Steißbein in Richtung Himmel. Bauch und Rücken weiterhin fest anspannen und Position halten.

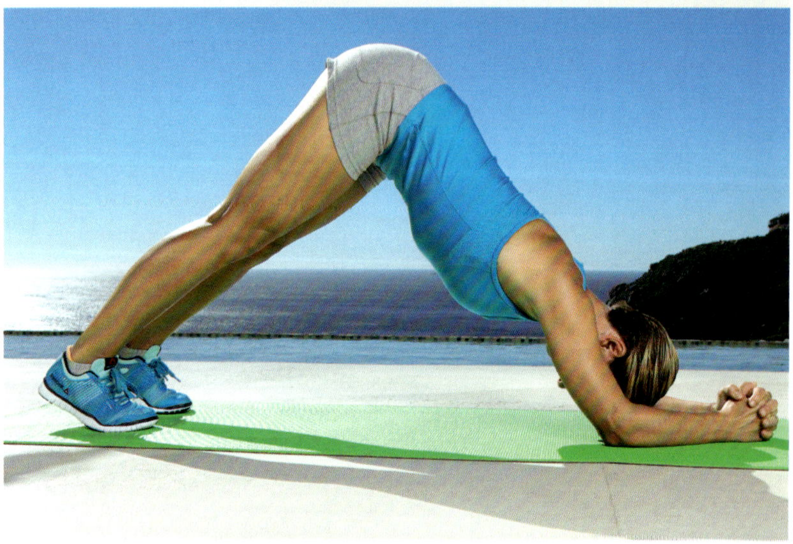

AUSFÜHRUNG

Tempo
langsam
Dauer
Endposition für 5 Atemzüge halten
Sets
3

Seitentrainer

WOCHE
2
ÜBUNG 8

IM FOKUS
Seitliche und quer verlaufende Bauchmuskulatur, Beckenboden; Balance, Körpergefühl und Koordination werden ebenfalls geschult

WICHTIG
Übung immer kontrolliert ausführen, lieber die Knie nicht so tief, dafür kontrollierbar absenken

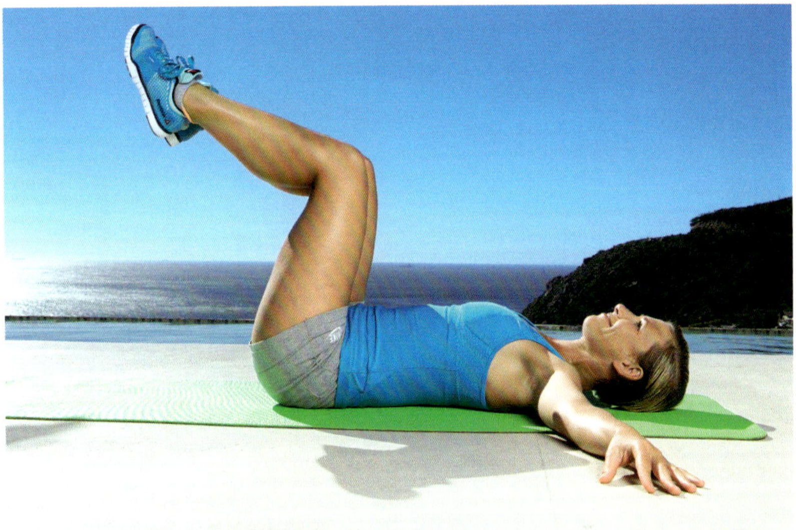

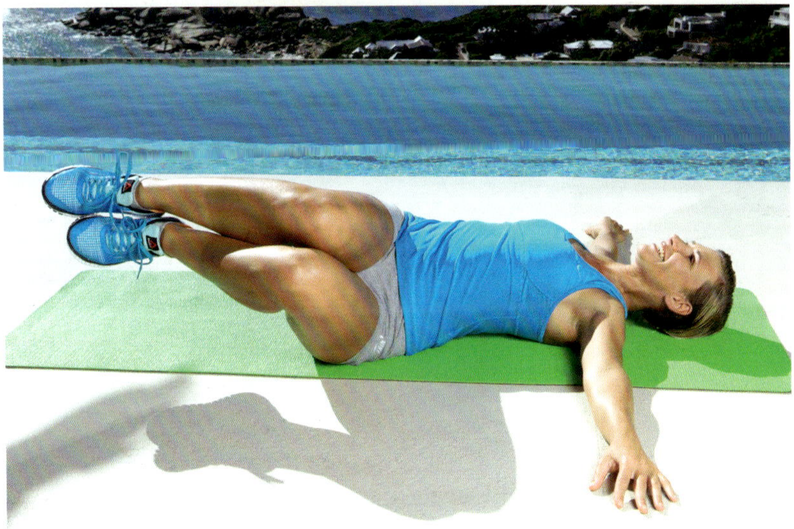

STARTPOSITION

Beginnen Sie mit der Übung in Rückenlage. Die Beine anwinkeln und die Füße zunächst flach auf den Boden stellen. Nabel nach innen sinken lassen. Bauch und Beckenboden leicht anspannen. Dann die Beine nacheinander anheben und die Knie über dem Bauchnabel halten, Beine geschlossen. Füße etwas höher als die Knie halten. Arme auf Schulterhöhe seitlich ausstrecken.

ENDPOSITION

Knie nun mit einer Einatmung langsam und kontrolliert nach links absenken, so weit es mit Körperkontrolle möglich ist. Schultern und Kopf während der gesamten Bewegung auf dem Boden halten und damit den Körper stabilisieren. Beine geschlossen und ebenso langsam und kontrolliert wieder anheben.

AUSFÜHRUNG

Tempo
langsam

Wiederholungen
4 x je Seite

Sets
2

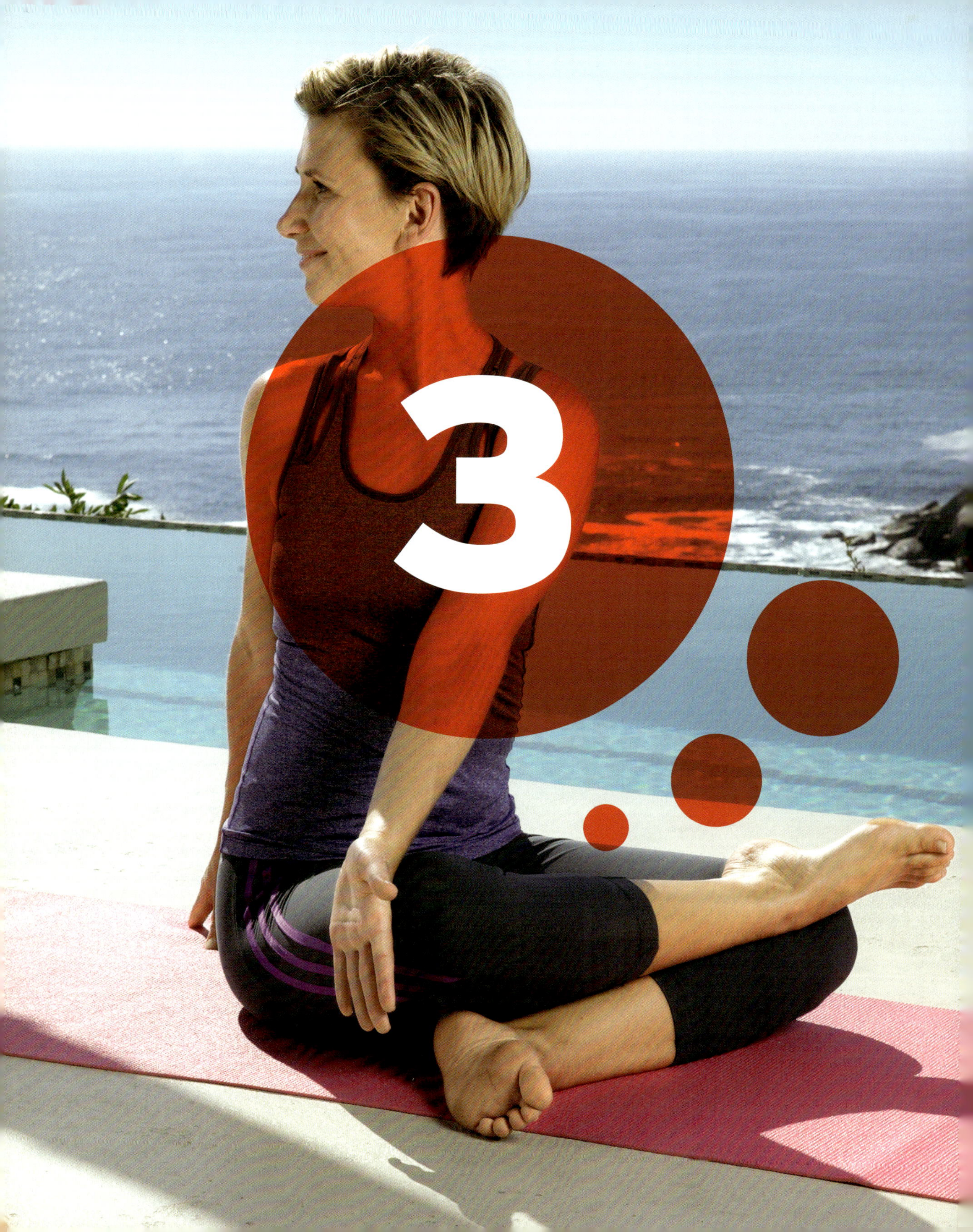
3

Woche 3
Loslassen und leicht genießen

Gezielte Yoga-Asanas straffen den Body und helfen dabei, Schadstoffe aus dem Körper zu transportieren

REZEPTE

Karotten-Sesam-Salat

Kürbis-Karotten-Ingwersuppe

Tomaten-Spinat-Quiche

Gurkensalat mit Sprossen

Brokkoli-Gratin mit Tempeh

Birnen-Nuss-Salat mit Cranberrys

Spargelsalat mit Vanille

YOGA-ASANAS

Drehsitz

Vorbeuge

Schulterdehnung

Rückenpush

Beinstretch

Schulterdehnung

Rückenrelax

WOCHE
3
REZEPT 1

Karotten-Sesam-Salat

ZUTATEN
Ergibt 4 Portionen

300 g	Karotten
1	kleine Orange
1	Handvoll Sprossen (z. B. Mungbohnen, Quinoa oder Alfalfa)
50 g	Rosinen
2 EL	Sesamöl
2 EL	Olivenöl
2 EL	Sesamsamen
1 Prise	Kreuzkümmel
1 Prise	gemahlenen Koriander
1 EL	Ahornsirup Grad C
	Saft von ½ Zitrone
1	Handvoll frisches Koriandergrün
	Meersalz
	Pfeffer

ZEIT
20 min

ZUBEREITUNG
Karotten putzen und raspeln. Orange schälen und in kleine Stückchen schneiden. Beides mit Sprossen und Rosinen in eine Schüssel geben.
Öle erhitzen. Sesam darin vorsichtig bräunen, Kreuzkümmel und gemahlenen Koriander hinzugeben. Salat mit der Ölmischung, Ahornsirup, Zitronensaft und gehacktem Koriander mischen, mit Salz und Pfeffer abschmecken.

SESAM ÖFFNE DICH!
Sesam steckt voller gesunder Inhaltsstoffe – und fördert das Bodyshaping. Der hohe Kalziumgehalt im Sesam unterstützt die Fettverbrennung intensiv. Die gleichzeitige Aufnahme von Vitamin C, hier im Rezept durch den Zitronensaft, verstärkt den Effekt. Der Mineralstoffmix im Sesam, nennenswert sind die Anteile von Magnesium und eben Kalzium sowie Folsäure, stärkt zudem Knochen und Herz; die Inhaltsstoffe Eisen, Selen und Zink pushen das Immunsystem. Auch Freie Radikale werden durch den Verzehr von Sesam gebunden.

SÜSSER STAMM
Ahornsirup wird aus dem eingedickten Baumharz des Zuckerahorns gemacht. Der karamellig schmeckende Sirup ist süßer als Zucker und kann diesen beim Kochen und Backen im Verhältnis 3:4 ersetzen. Im Gegensatz zu Zucker enthält der Baumsaft nennenswerte Mengen an Mineralstoffen: Vor allem Kalium, Kalzium und Magnesium, aber auch Eisen und Natrium sind enthalten. Mein Tipp: Geschmacklich intensiver ist der Sirup aus der letzten Abschöpfung, mit Grad C im Handel bezeichnet. Er lässt den Blutzucker auch langsamer ansteigen als die Sirupe der Grade A und B.

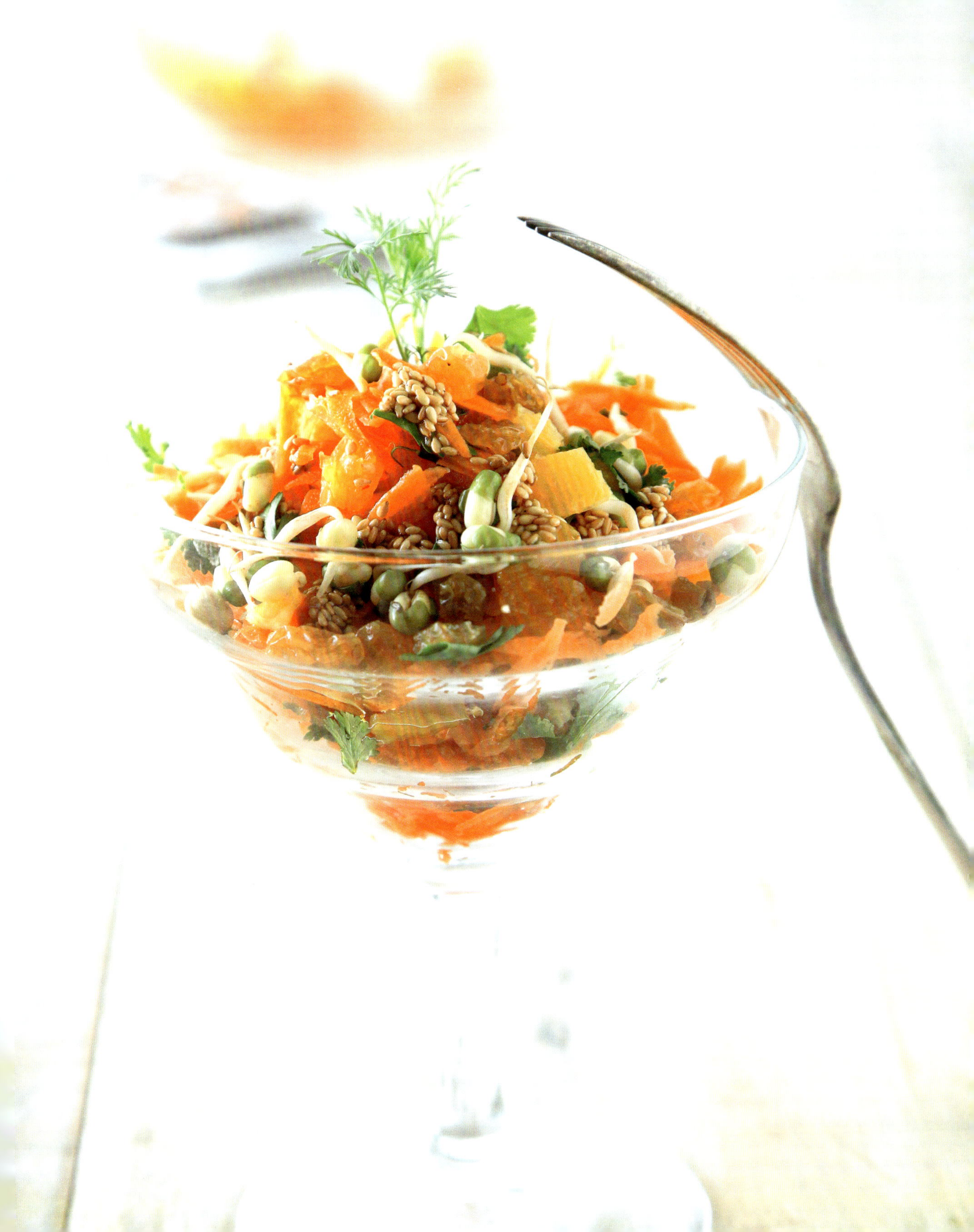

WOCHE
3
REZEPT 2

Kürbis-Karotten-Ingwersuppe

ZUTATEN
Ergibt 4 Portionen

1	daumengroßes Stück Ingwer
1	Knoblauchzehe
250 ml	Karottensaft, frisch gepresst (ca. 4 große Karotten)
100 ml	Apfelsaft (ca. 2 kleine rote Äpfel)
500 g	Hokkaidokürbis
½	Avocado
50 g	Cashewkerne
1 EL	Gemüsebrühekonzentrat
1 EL	Kreuzkümmel
	Meersalz
	Cayennepfeffer

ZEIT
20 min

ZUBEREITUNG
Ingwer und Knoblauch schälen und klein hacken. Karottensaft, Apfelsaft und 100 ml Wasser in einem Topf erwärmen. Kürbis waschen, entkernen, nicht schälen. Kürbis in kleine Stücke schneiden und mit dem Avocadofruchtfleisch und Cashewkernen im Mixer pürieren. Mischung in den Topf zur Saftmischung geben. Gemüsebrühekonzentrat zugeben und bei mittlerer Hitze 10 Minuten köcheln lassen. Mit Kümmel, Meersalz und Cayennepfeffer abschmecken.

TIPP
Im Sommer eignet sich das Gericht als sogenannte Kalteschale: Alle Zutaten in den Mixer geben, fertig!

TOLLE KNOLLE
Ingwer hemmt Entzündungen und verringert Muskelkater – kann also die Regeneration beschleunigen. Außerdem kurbelt die Pflanze den Stoffwechsel an und unterstützt die Fettverbrennung auch dadurch, dass sie den Appetit hemmt. Wer den Geschmack mag, kann sich Ingwerwasser zubereiten und über den Tag verteilt trinken: Ein daumengroßes Stück Ingwerknolle in Scheibchen schneiden, in eine große Karaffe geben und mit 1 bis 1,5 l Wasser überbrühen. Zwei Scheiben Zitrone und ein Stängel Minze dazu – fertig! Schmeckt warm oder kalt sehr erfrischend und gehört zu meinen absoluten After-Workout-Lieblingen!

RUNDUM GESUND
Äpfel sind wahre Gesundheitsturbos: Mit über 30 Vitaminen, Mineralstoffen und Spurenelementen boosten sie das Immunsystem und helfen bei vielen Stoffwechselvorgängen im Körper. Für aktive Personen ist der hohe Kaliumanteil besonders wichtig. Außerdem besteht das runde Obst zu über 85 % aus Wasser und hat dabei nur rund 60 knackige Kalorien. Da dürfen Sie gern öfter zubeißen!

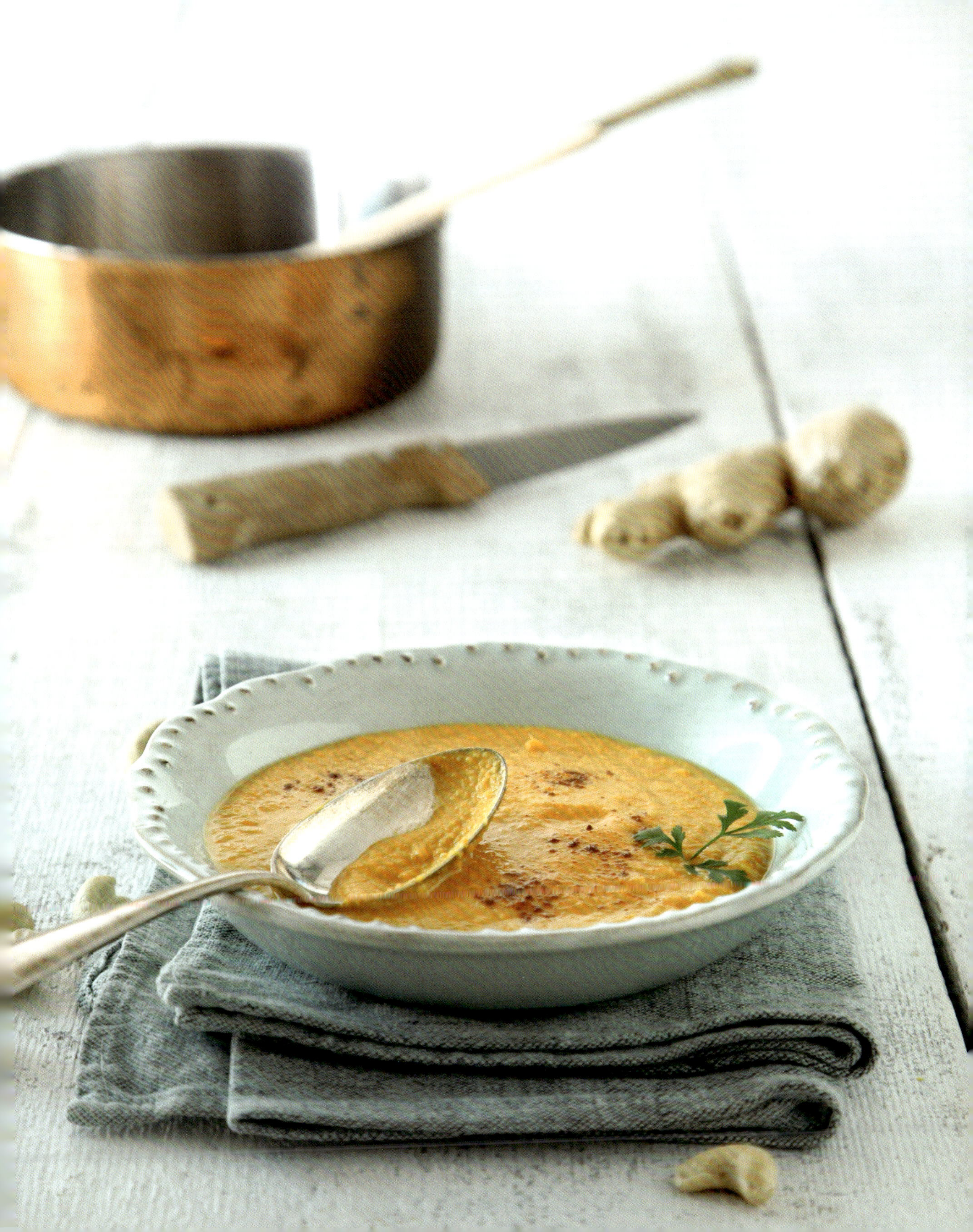

WOCHE
3
REZEPT 3

Tomaten-Spinat-Quiche

ZUTATEN

Ergibt 4 Portionen

Teig

330 g	Dinkelmehl
150 g	Kokosöl
1/2 TL	Meersalz

Füllung

400 g	Seidentofu
2 EL	Olivenöl
2 EL	Maisstärke
1 TL	Meersalz
1 Prise	Pfeffer
1 Prise	Muskatnuss
100 g	junger Blattspinat, vorbereitet
1	Handvoll gemischte frische Kräuter (z. B. Thymian, Oregano, Petersilie, Schnittlauch, Rosmarin, Koriander)
400 g	Kirschtomaten

ZEIT

80 min

ZUBEREITUNG

Zutaten für den Teig und 100 ml Wasser zu einem glatten Teig verarbeiten, zugedeckt 30 Minuten im Kühlschrank ruhen lassen.
Tofu mit Öl, Maisstärke, Salz und Gewürzen pürieren, Spinat und fein gehackte Kräuter unterrühren. Die Tomaten waschen und halbieren.
Teig auf Backpapier ausrollen und in eine gefettete Quiche-Form geben, dabei einen Rand formen. Teig im 220 Grad heißen Ofen 10 Minuten backen. Dann die Füllung auf dem Teig verteilen und mit den Tomaten bedecken. Bei 200 Grad etwa 20 Minuten backen, dann Temperatur auf etwa 175 Grad reduzieren und weitere 10 Minuten backen.

TIPP

Tomaten mit Hautseite nach unten auf die Füllung legen; so weicht der Tomatensaft die Quiche nicht auf.

MUSKELPFLEGE IN GRÜN

Spinat enthält Nitrate, und die werden im Körper zur Produktion von Stickstoffmonoxid verwertet. Das wiederum ist wichtig für den Sauerstofftransport im Blut und somit für die Fettverbrennung. Es verbessert die Arbeit der Mitochondrien, also der Zellkraftwerke. Das erleichtert wiederum das Muskelwachstum. Außerdem schützt der Stoff das Herz, wirkt entzündungshemmend und gegen Thrombosen.

KARIBIK AUF DER ZUNGE

Kokosöl schmeckt nicht nur extrem lecker, es enhält auch viel Eisen, Vitamin K und E. Vor allem Vitamin E macht das Öl, was unter Raumtemperatur fest, ansonsten flüssig ist, zu einem perfekten Radikalenfänger. Das enthaltene Vitamin K unterstützt die Blutgerinnung und die Knochenbildung und gilt als krebshemmend. Eisen ist wichtig für die Bildung von Hämoglobin, das Sauerstoff an sich bindet. Somit ist es auch für die Fettverbrennung wichtig. Übrigens wird das Öl auch gern in der Kosmetikindustrie verwendet: Es hat feuchtigkeitsspendende Eigenschaften und ist übrigens ein natürliches Mückenschutzmittel.

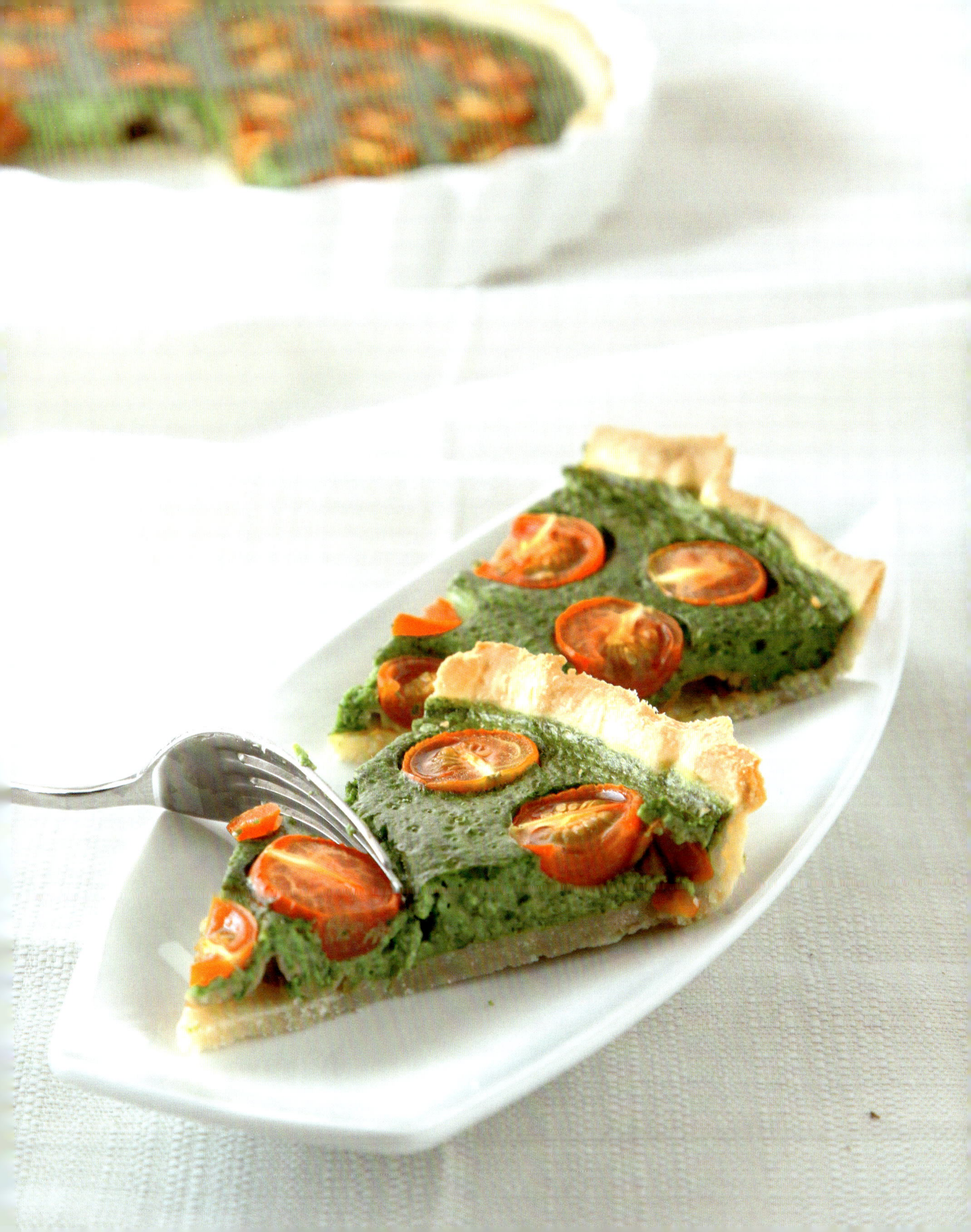

WOCHE
3
REZEPT 4

Gurkensalat mit Sprossen

ZUTATEN

Ergibt 2 Portionen

1	Salatgurke
	Meersalz
1	Handvoll Sprossen nach Geschmack (z. B. Mungbohnen, Radieschen oder Alfalfa)
3	Frühlingszwiebeln
1 EL	Sesamöl
1 EL	Weißweinessig
1 EL	frische Minze, Dill oder Schnittlauch, gehackt
	etwas Ahornsirup

ZEIT

30 min

ZUBEREITUNG

Gurke waschen, mit dem Spiralschneider oder einem Sparschäler in dünne Streifen schneiden. In ein Sieb geben, mit Salz bestreuen und 10 Minuten ziehen lassen. Anschließend mit kaltem Wasser abspülen und gut abtropfen lassen. Gurke in eine Salatschüssel geben und mit den Sprossen und Frühlingszwiebeln in Ringen mischen. Aus den übrigen Zutaten ein Dressing rühren. Zum Salat geben, durchmischen und mindestens 10 Minuten ziehen lassen

GRÜNER SCHLANKMACHER

100 g Gurken enthalten lediglich 100 Kalorien, sind aber vollgepackt mit gesunden Nährstoffen. Der Wassergehalt von Gurken liegt bei 95 %. Sie enthalten Vitamine der B-Gruppe, aber auch die Vitamine C und E, die für die Bindung von zellschädigenden Freien radikalen zuständig sind. Kalzium, Magnesium, Zink, Phosphor, Eisen und Kalium sind wertvolle Mineralstoffe, die vor allem für sportlich Aktive wichtig sind. Denken Sie daran, dass sich die guten Dinge der Gurke konzentriert in der Schale aufhalten.

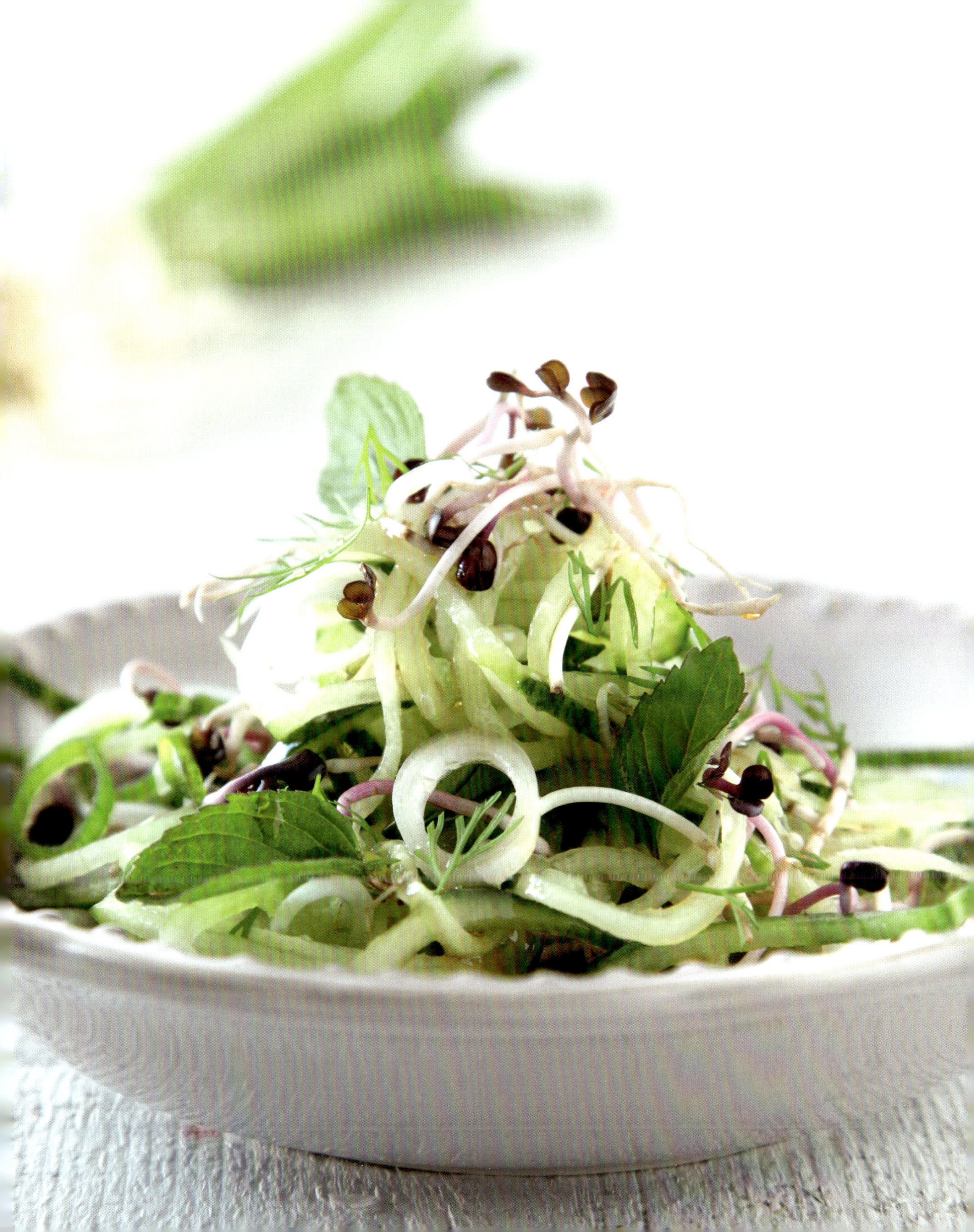

WOCHE
3
REZEPT 5

Brokkoli-Gratin mit Tempeh

ZUTATEN
Ergibt 2 Portionen

500 g	Brokkoli
	Meersalz
1	Chilischote
2 EL	Olivenöl
100 g	Tempeh
2 EL	Pinienkerne oder Sonnenblumenkerne
1	Zwiebel, geschält
1 EL	vegane Pflanzenmargarine
1 EL	Dinkelmehl
150 m	Mandelmilch
2 EL	Gemüsebrühepulver
75 g	geriebenen veganen Käse (z. B. »Wilmersburger Pizzaschmelz«)
	Pfeffer

ZEIT
50 min

ZUBEREITUNG
Brokkoli waschen, klein schneiden, in kochendem Salzwasser 2–3 Minuten garen, abtropfen lassen. Backofen auf 175 Grad vorheizen. Geputzte Chilischoten klein schneiden und in einer Pfanne im heißen Öl anbraten. Erst Tempeh, dann Pinien- oder Sonnenblumenkerne zugeben, ebenfalls anbraten. Brokkoli in eine Auflaufform geben und Tempeh darüberstreuen.
Zwiebel hacken und in der geschmolzenen Margarine andünsten. Mehl darüberstäuben, anschwitzen lassen. Mandelmilch, 100 ml Wasser und Gemüsebrühepulver unterrühren und etwas eindicken lassen. Über die Brokkolimischung gießen und den Auflauf mit dem Käse bestreuen, abschmecken. Im Ofen in 20–25 Minuten überbacken.

FLEISCH DER VEGANER
Tempeh enthält Vitamin B12, was der Körper selber nicht herstellen kann. Der von Natur aus hohe Vitamingehalt der Sojabohne wird durch den Fermentationsprozess noch erhöht. Deswegen ist das Produkt eine Zubereitung, die auf jedem veganen Speiseplan Platz haben sollte. Tempeh ist außerdem fettarm (8 g Fett pro 100 g), enthält viele Mineralstoffe und ist ballaststoffreich.

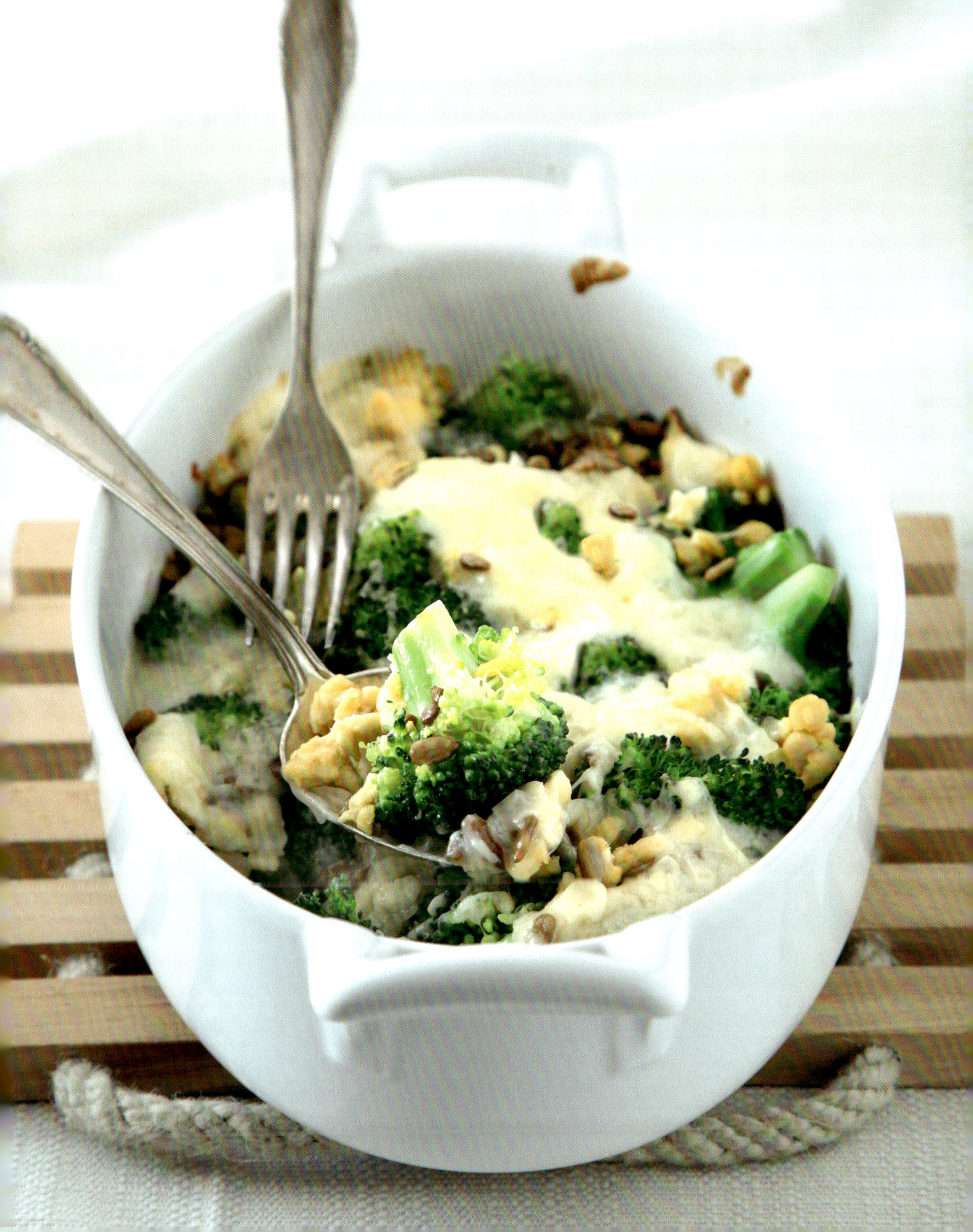

WOCHE
3
REZEPT 6

Birnen-Nuss-Salat mit Cranberrys

ZUTATEN
Ergibt 2 Portionen

50 g	Rucola oder Feldsalat
2	Birnen
	Saft 1 Zitrone
1	Handvoll Walnüsse (etwa 30 g)
1 EL	Cranberrys
	Meersalz
	Pfeffer
1 TL	Leinöl
1 EL	Olivenöl

ZEIT
10 min

ZUBEREITUNG
Vorbereitete Salatblätter auf zwei Tellern anrichten. Gewaschene Birnen halbieren, entkernen, in Streifen schneiden und im Zitronensaft wenden. Birnen mit Walnüssen und Cranberrys auf dem Salat anrichten. Mit Meersalz und Pfeffer abschmecken. Übrigen Zitronensaft mit Ölen mischen, über den Salat träufeln. Fertig zum Servieren!

HERZENSGUTE NUSS
Walnüsse enthalten das Antioxidanz Polyphenol, was die Zellschädigung eindämmt. Die enthaltenen Omega-3-Fettsäuren senken den Cholesterinspiegel und schützen somit das Herz. Darüber hinaus verlangsamt Vitamin E den Alterungsprozess. Auch wenn die Nuss viel Fett enthält, sollten Sie also darauf nicht verzichten; der Verzehr von sieben Nüssen täglich wird empfohlen. Kaufen Sie möglichst ganze Nüsse und knacken Sie diese selbst, um keine ranzigen Fette zu verzehren. Auch die Vitamine und andere Vitalstoffe sind empfindlich; Nusskerne sind nur begrenzt haltbar.

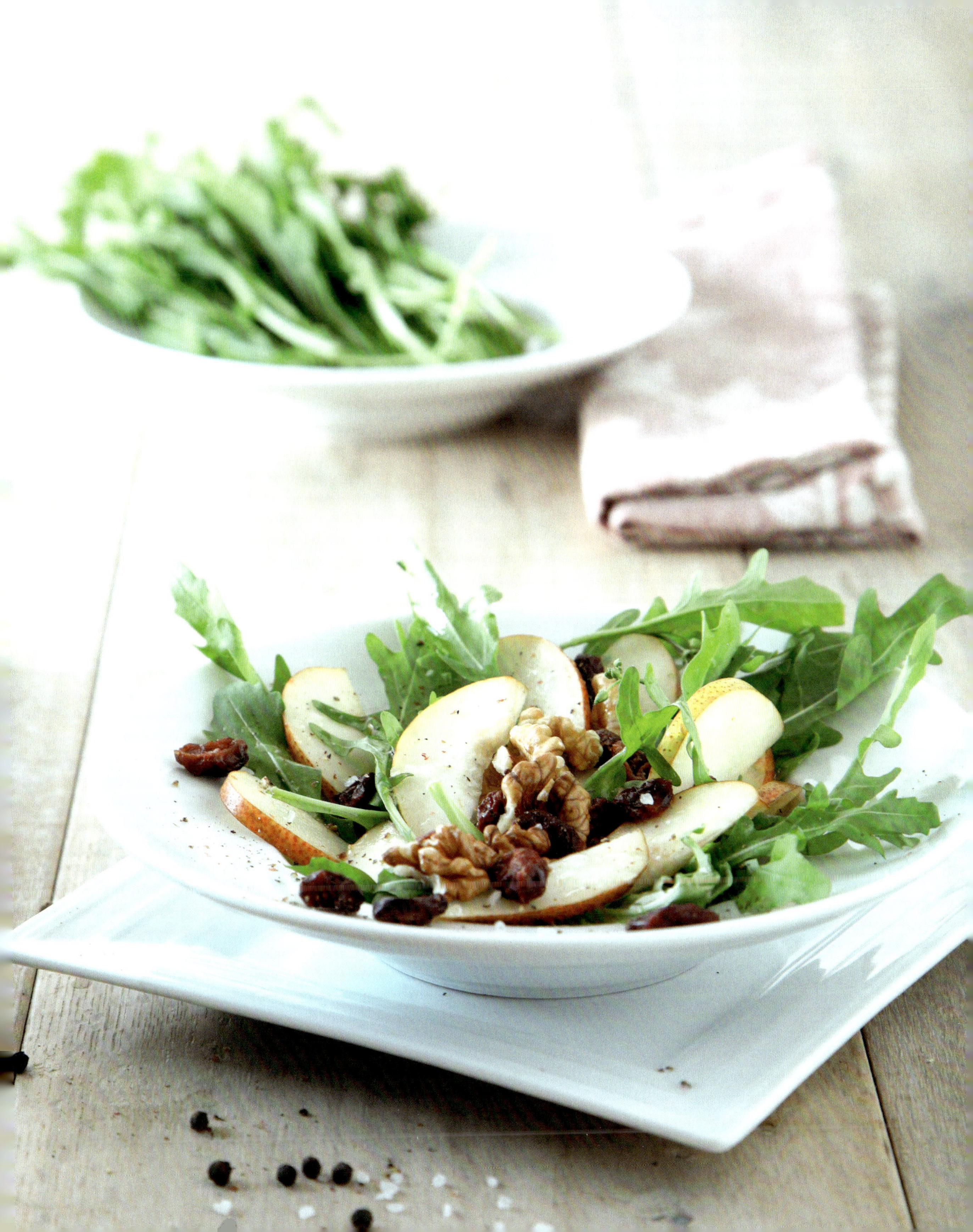

WOCHE
3
REZEPT 7

Spargelsalat mit Vanille

ZUTATEN
Ergibt 4 Portionen

1 kg	frischer weißer Spargel
2 EL	Nuss- oder Arganöl
2 EL	Olivenöl
	Saft von 1 Limette
	Mark von 1 Vanilleschote
	Meersalz
	Pfeffer
1 TL	Ahornsirup
1	kleines Bund Schnittlauch oder Petersilie

ZUBEREITUNG
Spargel schälen und die holzigen Enden abschneiden. Spargel in schräge Scheibchen schneiden und in eine Schüssel geben. Öle, Limettensaft und Vanillemark mischen, mit Salz, Pfeffer und Ahornsirup abschmecken. Über den Spargel geben und mit gehackten Kräutern bestreut servieren.

FITTE STANGE
Spargel enthält nahezu alle Vitamine; besonders bedeutsam ist die enthaltene Folsäure. Das Vitamin ist auch in der Schwangerschaft wichtig, denn es ist für gute Laune maßgeblich. Das Gemüse wird aber auch für schöne Haut und zur Entwässerung des Gewebes empfohlen. Mein Tipp: Verwenden Sie abgeschnittene Spargelenden zum Entsaften. Das gibt den Extra-Kick an Vitaminen!

ZEIT
20 min

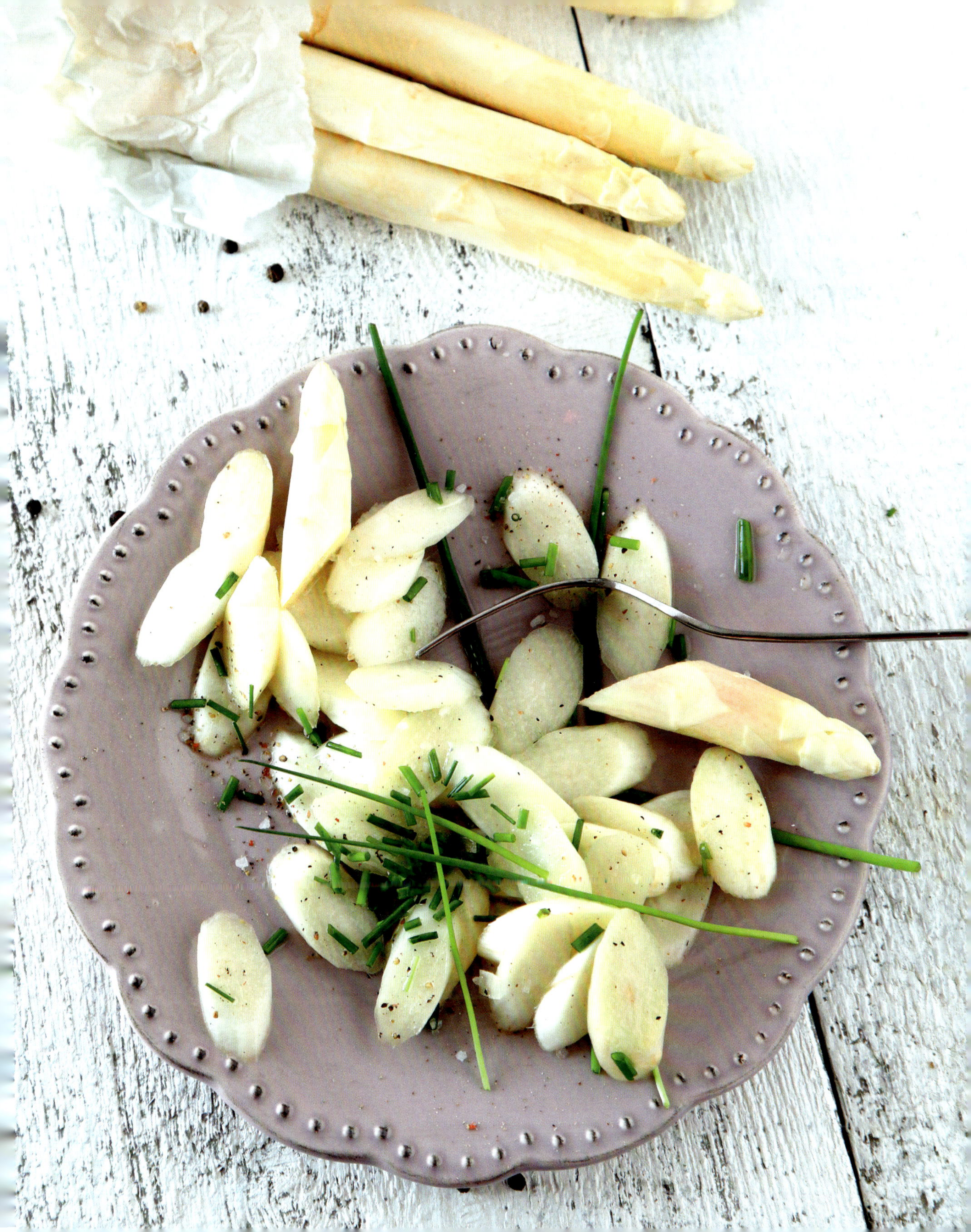

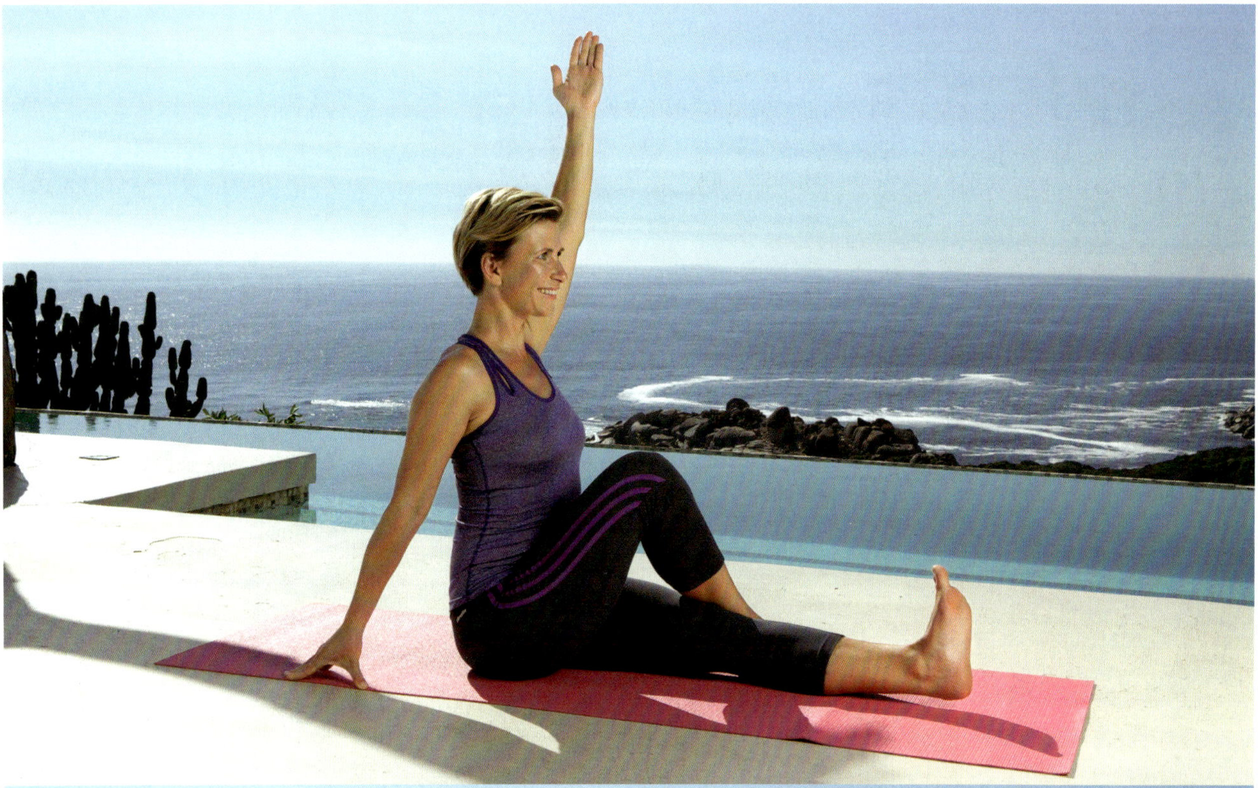

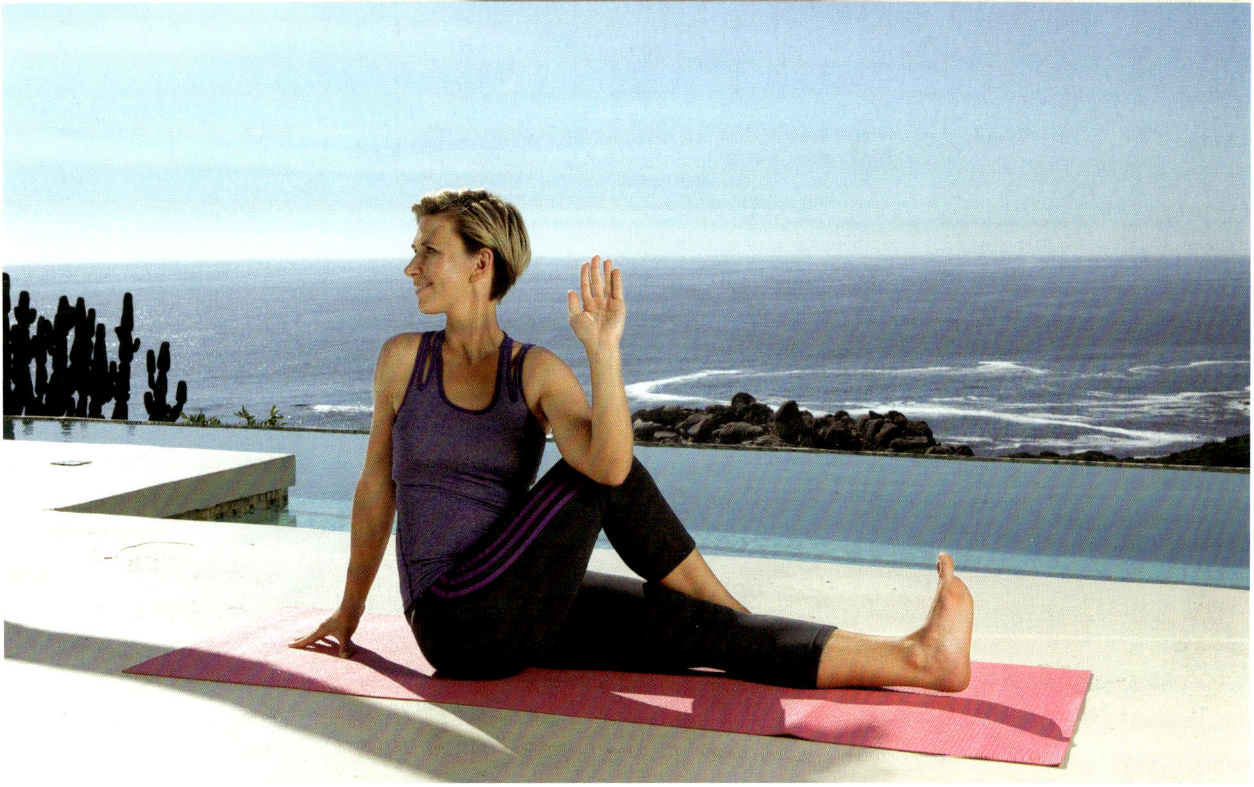

Drehsitz

WOCHE
3
ÜBUNG 1

IM FOKUS
Mobilisation und Dehnung der Wirbelsäule, der Flanke und der Gesäßhälfte, starke Entgiftungswirkung
WICHTIG
Beide Sitzknochen bleiben während der gesamten Übung auf dem Boden, der Kopf dreht sich zuletzt; Zehenspitzen des ausgestreckten Beins heranziehen, Oberschenkel aktivieren

STARTPOSITION

Setzen Sie sich gerade hin und stellen Sie sicher, dass beide Sitzknochen auf dem Boden sind. Sollte das nicht möglich sein, legen Sie sich ein festes Kissen oder einen Block unter den Po. Rücken aufrichten, Beckenboden und Bauch aktivieren, Blick nach vorn. Rechtes Bein beugen und den rechten Fuß an die Außenseite des linken Knies stellen, dabei die Fußsohle bewusst ganz vollständig auf den Boden drücken. Linken Arm gestreckt anheben und Wirbelsäule dadurch noch mal aufrichten.

ENDPOSITION

Linken Arm nun beugen und den Ellbogen an die Außenseite des rechten Knies legen. Unterarm senkrecht halten, Handfläche zeigt vom Körper weg. Rechte Hand hinter dem Rücken aufstützen und Arm nach Möglichkeit eng am Rücken halten, um die Aufrichtung der Wirbelsäule zu unterstützen. Mit jeder Einatmung den Rücken strecken, mit jeder Ausatmung die rechte Schulter weiter nach hinten ziehen. In der Endposition schließlich den Kopf nach hinten drehen.

NINAS TIPP

Atmen Sie besonders tief, das regt die Fettverbrennung zusätzlich an! Mehr Sauerstoff im Blut sorgt für einen verbesserten Stoffwechsel. Das funktioniert besonders gut, wenn Sie vor dem Üben zehn Minuten lüften oder gleich am offenen Fenster trainieren. Machen Sie täglich möglichst lange Spaziergänge oder Trainingseinheiten im Wald oder Park. Atemübungen, bei denen Sie sich auf die volle Nutzung der Lungenkapazität konzentrieren, entspannen außerdem.

AUSFÜHRUNG

Tempo
langsam
Dauer
Endposition 8 Atemzüge je Seite halten
Sets
1

WOCHE
3
ÜBUNG 2

Vorbeuge

IM FOKUS
Streckung der Beinrückseite, Dehnung der Hüfte und des unteren Rückens
WICHTIG
In der Endposition sollte der Kopf entspannt auf dem Bein liegen; ist das nicht möglich, legen Sie sich bitte ein Kissen zwischen Bein und Stirn

STARTPOSITION

Setzen Sie sich aufrecht hin, strecken Sie die Beine geschlossen nach vorn aus und drücken Sie beide Sitzknochen fest in den Boden. Sollte das nicht möglich sein und der untere Rücken sich weiterhin runden, setzen Sie sich bitte auf ein festes Kissen oder einen Block. Den Rücken aufrichten, Beckenboden aktivieren. Beugen Sie nun das linke Bein und ziehen Sie die Ferse des linken Fußes so weit heran, dass die Ferse den linken Innenschenkel oder zumindest die linke Fußsohle den rechten Innenschenkel berührt. Zehenspitzen des rechten Fußes heranziehen. Das Knie eventuell mit einem Kissen oder einer Decke unterstützen.

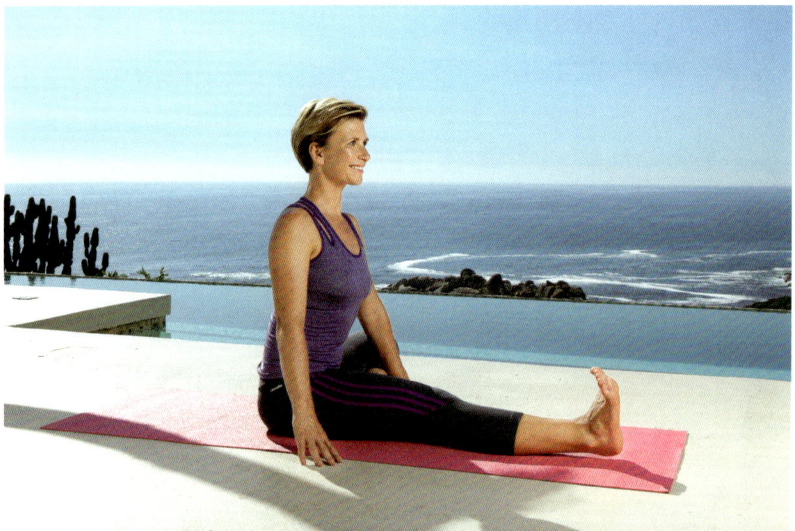

ENDPOSITION

Mit einer Einatmung den Rücken erneut aufrichten, mit einer Ausatmung den Oberkörper kontrolliert und so gerade wie möglich über das gestreckte rechte Bein neigen. Dabei den Fuß oder den Unterschenkel greifen und schließlich den Kopf auf dem Bein ablegen. Nacken locker lassen.

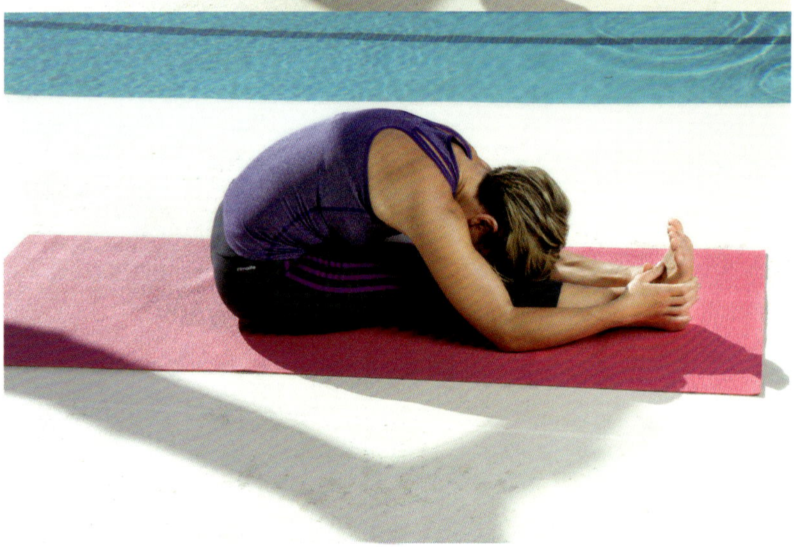

AUSFÜHRUNG

Tempo
langsam
Dauer
8 Atemzüge je Seite
Sets
1

Schulterdehnung

WOCHE
3
ÜBUNG 3

IM FOKUS
Dehnung von Schulter- und Brustbereich, Öffnung der Hüften
WICHTIG
Achten Sie darauf, dass der Berührungspunkt von Arm und Bein stets auf dem Muskel liegt und niemals das Ellbogengelenk ist

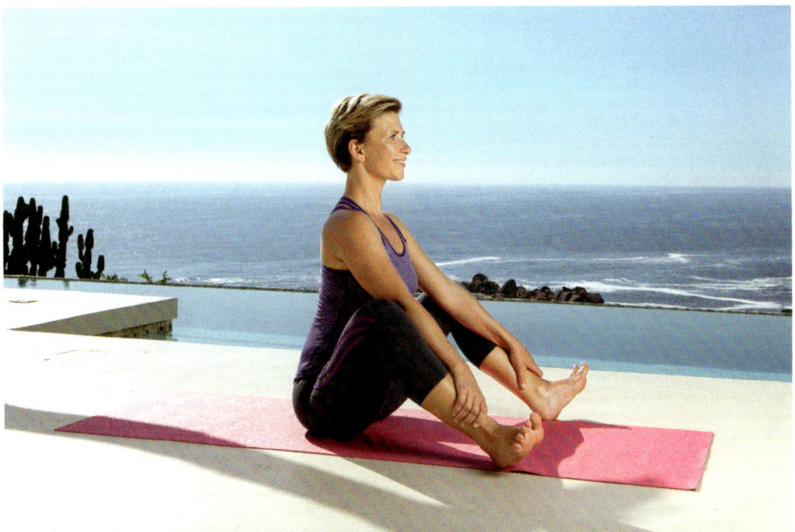

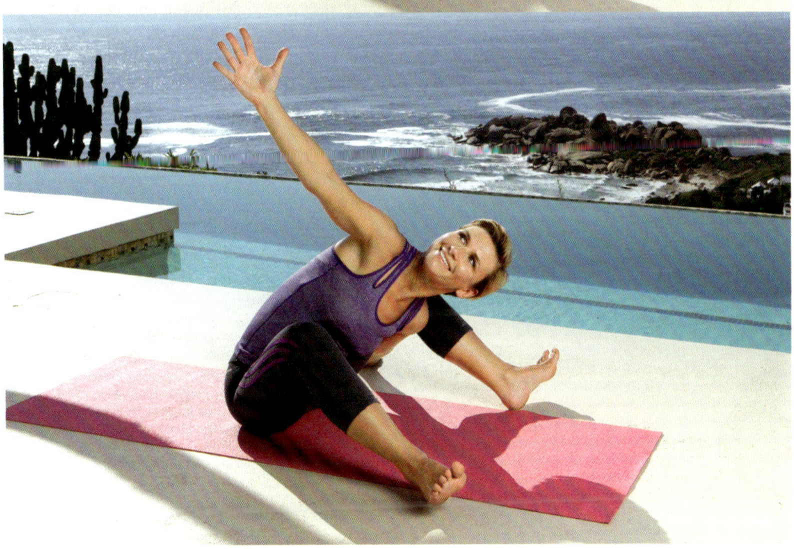

STARTPOSITION

Setzen Sie sich gerade hin und strecken Sie die Beine zunächst locker aus. Sitzknochen in den Boden drücken, die Beine nacheinander anwinkeln. Setzen Sie die Fersen auf den Boden und öffnen Sie die Füße mattenbreit. Hände von innen an die Knöchel legen und die Knie mit den Armen nach außen drücken.

ENDPOSITION

Fädeln Sie dann den linken Arm unter dem linken Bein hindurch, ohne den Kontakt der Sitzknochen mit dem Boden zu verlieren. Setzen Sie die linke Hand so weit es geht nach hinten und schaffen Sie einen Berührungspunkt zwischen linkem Oberschenkel und linkem Oberarm. Dann den rechten Arm nach rechts oben ziehen und auch den Blick nach rechts oben richten.

AUSFÜHRUNG

Tempo
langsam
Dauer
Endposition je Seite 5 Atemzüge lang halten
Sets
1

WOCHE
3
ÜBUNG 4

Rückenpush

IM FOKUS
Dehnung der Flanke, Mobilisation der Wirbelsäule und Öffnen der Hüfte; Lösen von Schlacken und starke Entspannungswirkung
WICHTIG
Die Schienbeine müssen parallel übereinander liegen, damit die Übung die gewünschten Effekte zeigt

STARTPOSITION

Gerade hinsetzen und die Sitzknochen in den Boden drücken. Den Rücken Wirbel für Wirbel aufrichten und den Beckenboden leicht anspannen. Beine beugen. Linkes Bein vor dem Körper ablegen, sodass der Unterschenkel parallel zum vorderen Mattenrand ist. Das rechte über das linke Bein legen und dabei das rechte Fußgelenk auf das linke Knie, das rechte Knie über das linke Fußgelenk legen. Wenn möglich, berühren sich Knie und Fußgelenke auf beiden Seiten.

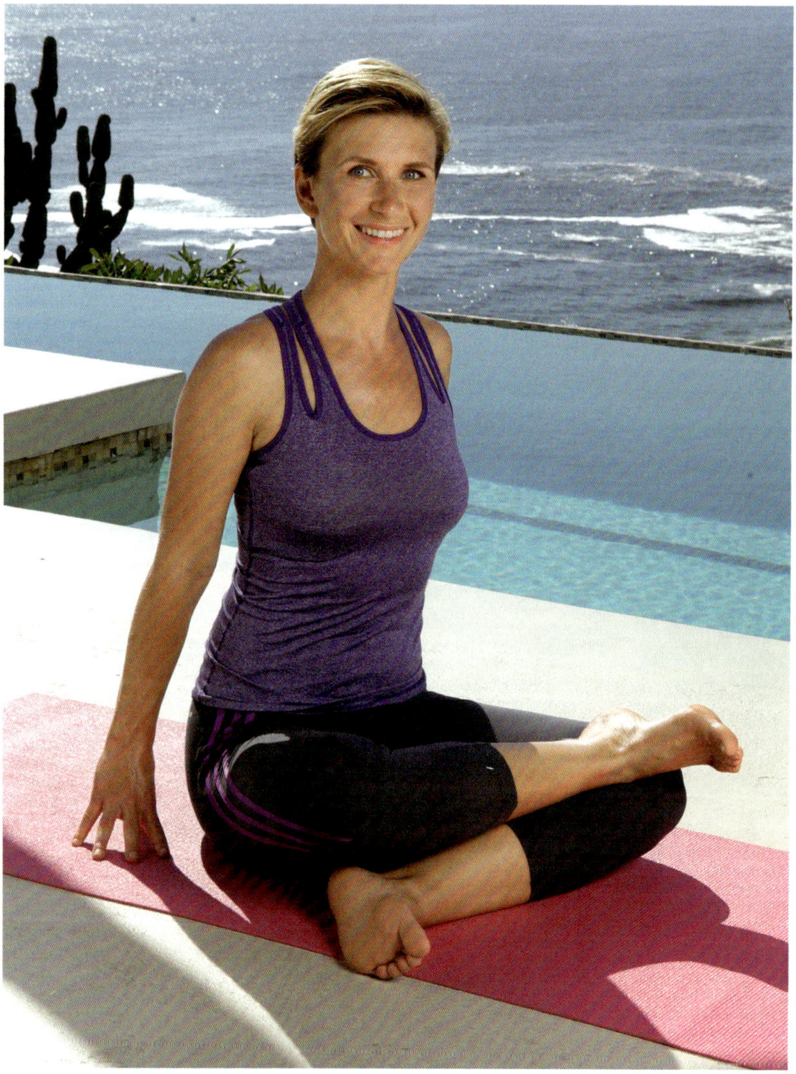

NINAS TIPP

Wenn Sie unter Verspannungen leiden, können Sie vor dem Üben Ihre Nacken- und Schulterpartie mit einer Relax-Lotion einreiben: Mischen Sie dazu in eine Mini-Flasche neutrale Bodylotion mit drei Tropfen ätherischem Pfefferminz- und drei Tropfen Lavendelöl.

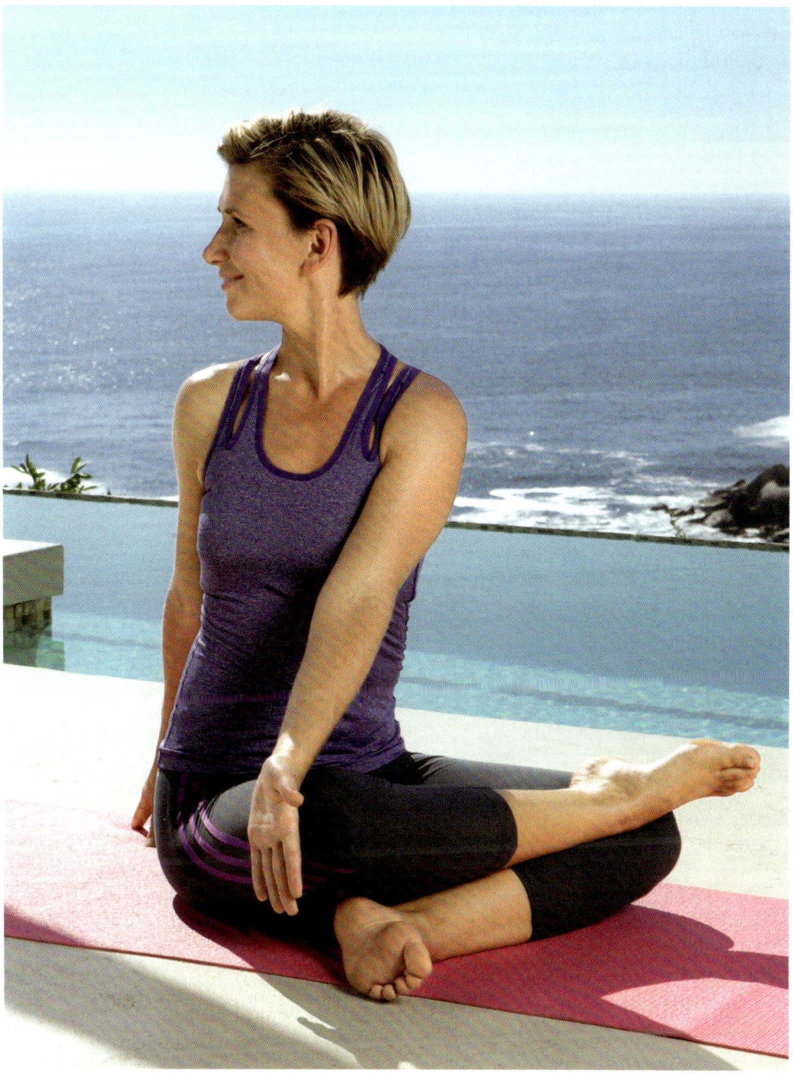

ENDPOSITION

Mit einer Einatmung den Oberkörper aufrichten und nach rechts drehen, rechten Arm hinter dem Oberkörper aufstellen und zur Aufrichtung der Wirbelsäule gegen den Rücken drücken. Den linken Arm von außen gegen das rechte Knie drücken. Schultern entspannen, Kopf sanft nach rechts drehen.

AUSFÜHRUNG

Tempo
langsam

Dauer
Endposition je Seite 5 Atemzüge lang halten

Sets
1

WOCHE
3
ÜBUNG 5

Beinstretch

IM FOKUS
Dehnung der Beinaußenseite, Mobilisation der Wirbelsäule
WICHTIG
Behalten Sie während der gesamten Übung eine Grundspannung im Körper

STARTPOSITION

Beginnen Sie in der Rückenlage. Beine ausstrecken und zunächst geschlossen halten. Nacken und Schultern entspannen und das Kinn leicht zur Brust ziehen. Arme zunächst neben dem Körper halten. Bauch und Beckenboden leicht aktivieren, die Arme auf Schulterhöhe seitlich ausstrecken, Handflächen zum Boden. Linkes Bein gebeugt anheben und Fuß senkrecht nach oben ausstrecken. Darauf achten, beide Hüftseiten in den Boden zu drücken.

ENDPOSITION

Linkes Bein sehr langsam und kontrolliert nach rechts absenken, bis der Fuß auf dem Boden aufliegt. Die linke Beckenhälfte hebt sich dabei vom Boden. Schultern während der gesamten Übungsausführung auf dem Boden halten und in der Endposition den Kopf nach links drehen.

AUSFÜHRUNG

Tempo
langsam
Dauer
Endposition 5 Atemzüge je Seite halten
Sets
1

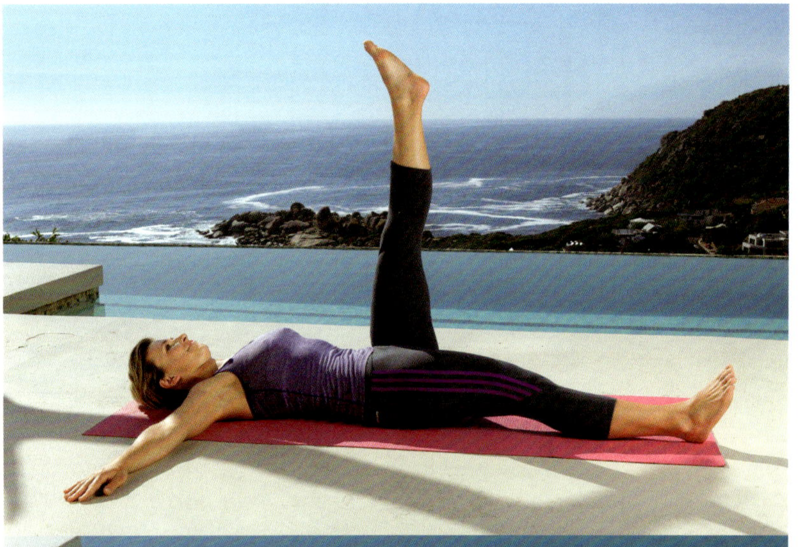

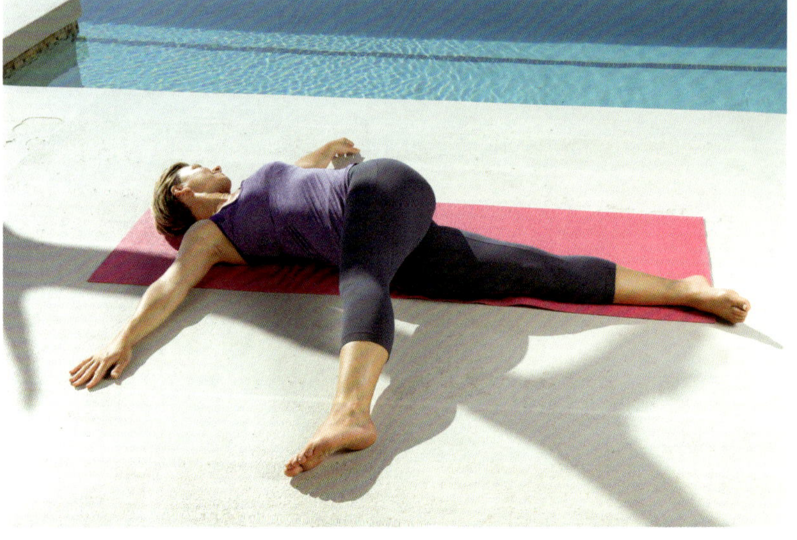

Schulterdehnung

WOCHE
3
ÜBUNG 6

IM FOKUS
Dehnung von Schulter- und Nackenpartie
WICHTIG
Benutzen Sie Arme und Zugtechnik sehr bewusst, um eine zu starke Belastung der Halswirbelsäule zu vermeiden

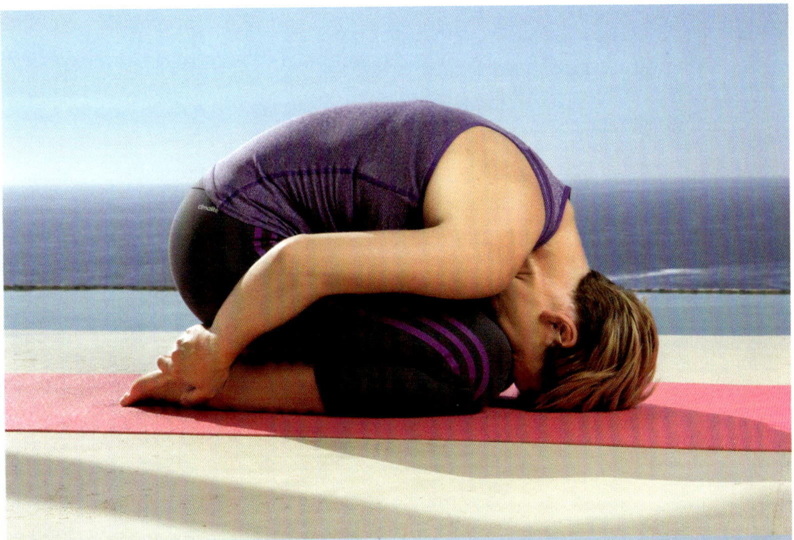

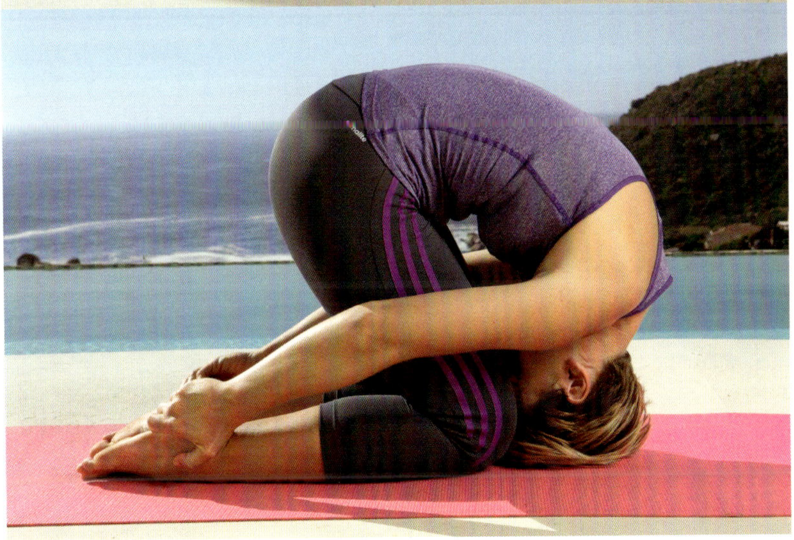

STARTPOSITION

Beginnen Sie die Übung im Fersensitz. Knie und Füße geschlossen halten. Den Rücken komplett aufrichten. Wenn Ihnen der Sitz schwerfällt, legen Sie ein Kissen zwischen Beine und Gesäß. Arme hängen locker herab. Dann das Kinn zur Brust ziehen und den Rücken Wirbel für Wirbel abrollen, bis der Kopf genau vor den Knien auf dem Boden liegt. Mit den Händen die Füße von außen fassen, Daumen dabei an die Innenseiten der Fersen legen.

ENDPOSITION

Gesäß nun langsam vom Boden lösen und anheben, bis der Kopf auf dem höchsten Punkt aufliegt. Mit den Knien eventuell zum Kopf wandern, die Knie sollten die Stirn berühren. Heben Sie den Po maximal an und ziehen Sie gleichzeitig mit den Händen an den Füßen, um den Nacken und die Schulterpartie bestmöglich zu dehnen.

AUSFÜHRUNG

Tempo
kontrolliert
Dauer
8 Atemzüge
Sets
1

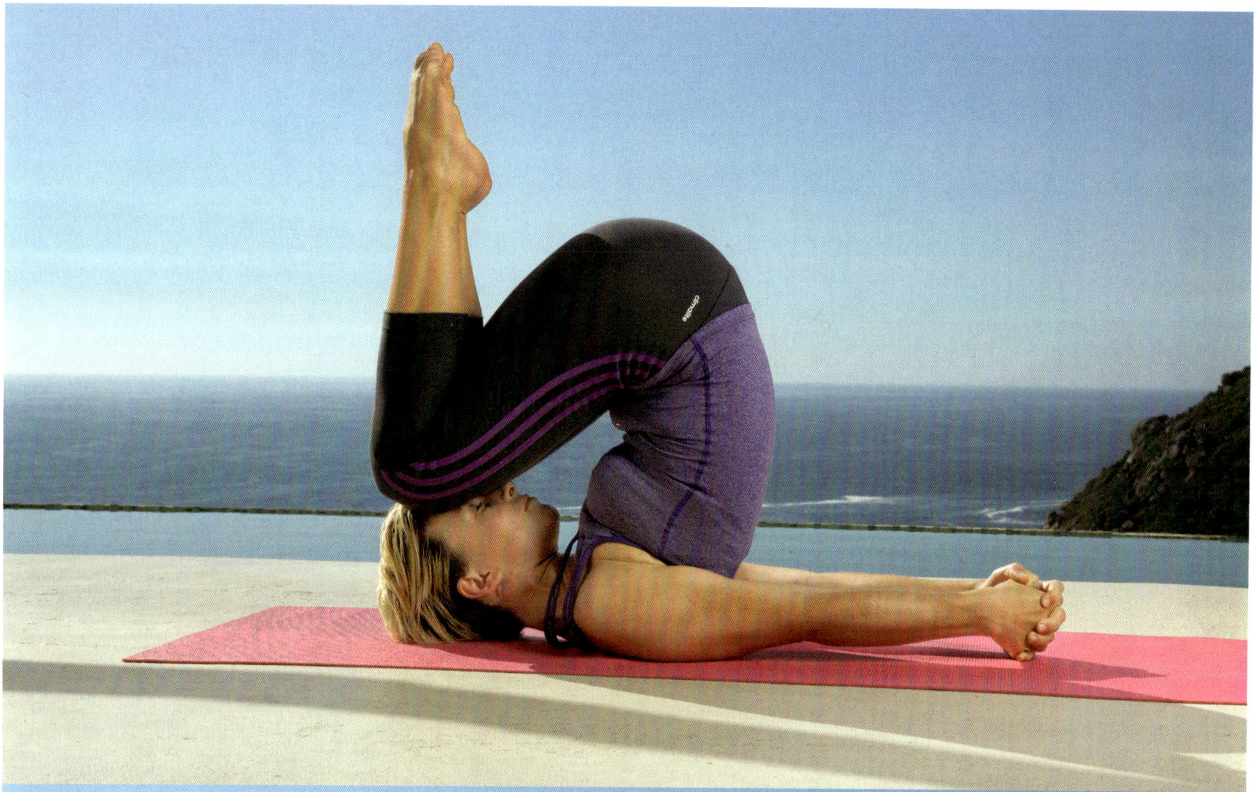

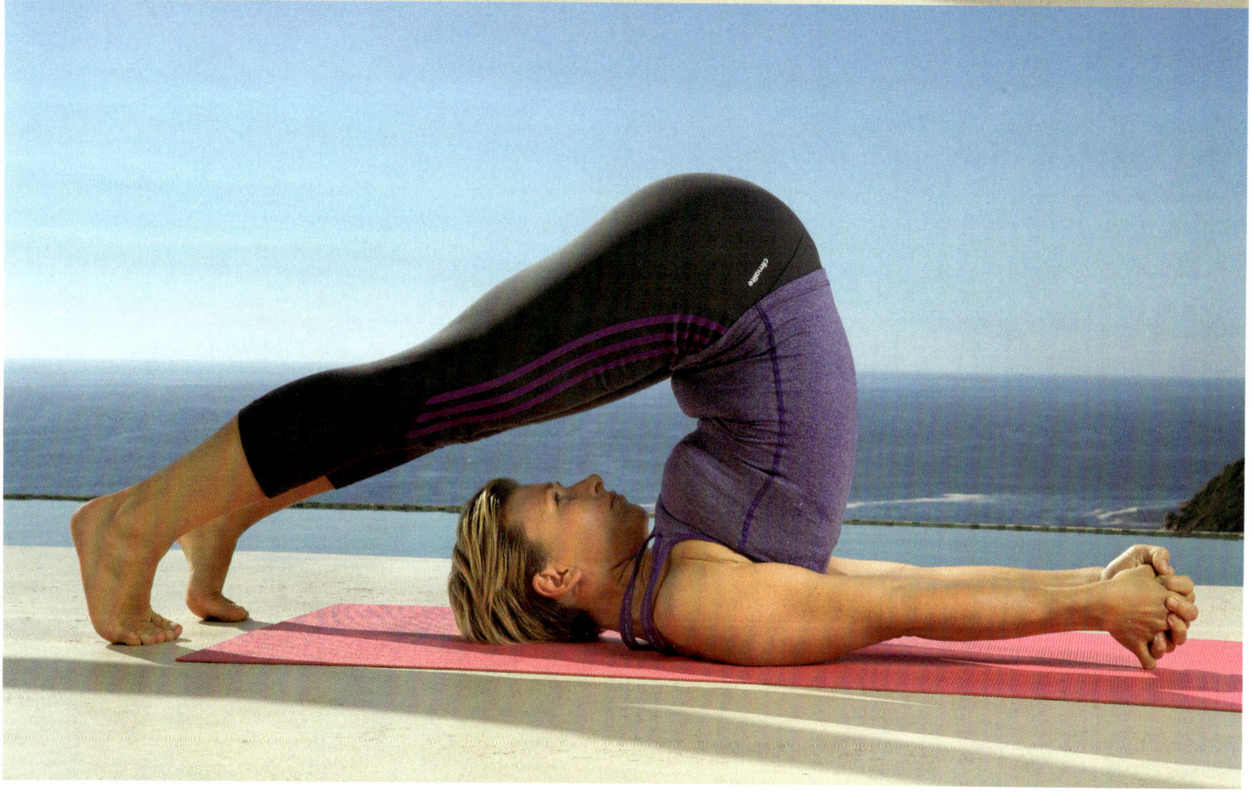

Rückenrelax

WOCHE
3
ÜBUNG 7

IM FOKUS
Streckung der Beinrückseiten, des unteren Rückens und der Schulterpartie; regt den Stoffwechsel an, stimuliert die Schilddrüse
WICHTIG
Es darf in der Endposition kein Gewicht auf der Halswirbelsäule liegen, nur auf Kopf und Schultern! Der Hals liegt nicht auf dem Boden auf

STARTPOSITION

Beginnen Sie in Rückenlage. Legen Sie sich gerade hin und richten Sie die Wirbelsäule gerade aus. Beine geschlossen halten und Arme neben dem Körper ablegen. Dann die Beine beugen und vom Boden lösen, Knie in Richtung Stirn aufrollen und die Arme unter dem Körper ausstrecken. Knie auf die Stirn setzen und Hände verschränken, Schulterblattspitzen zueinander ziehen. Po anheben.

ENDPOSITION

Strecken Sie dann die Beine hinter dem Kopf aus und setzen Sie die Fußballen auf dem Boden auf. Spannen Sie den Bauch bewusst an, um den Po noch stärker anzuheben. Arme ebenfalls bewusst durchstrecken und die kleinen Finger in die Matte drücken.

NINAS TIPP

Um die Entgiftungsfunktion der Yogaübungen zu unterstützen, ist es wichtig, nach dem Üben viel stilles Wasser zu trinken. Vermeiden Sie es, während des Übens zu trinken. Achten Sie auf eine gute Wasserqualität.

AUSFÜHRUNG

Tempo
langsam
Dauer
10 Atemzüge
Sets
1

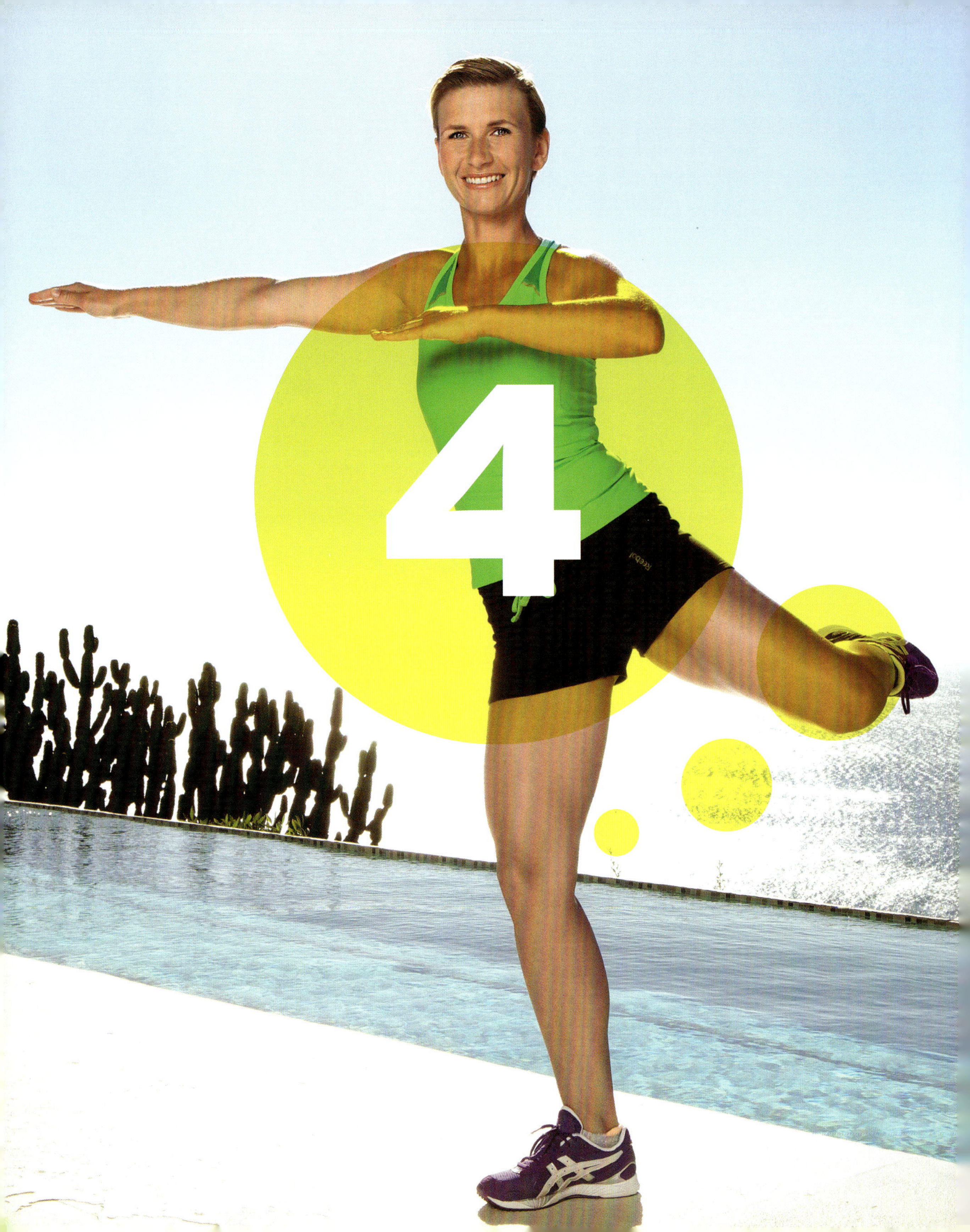
4

Woche 4

Neues Bodyfeeling, neue Power

Fatburner-Moves sorgen für den Feinschliff an der Figur, leckeres Powerfood setzt auf lange Sättigung und motiviert Sie weiterhin

REZEPTE

Gemischter Bohnensalat

Zucchini-Nudeln mit Paprika-Tomaten-Soße

Trauben-Walnuss-Salat mit Avocado

Amaranth-Paprika-Pfanne

Spargel-Zitronen-Zucchini-Gemüse

Buchweizen-Bratlinge

Couscous mit Salbeitomaten

FATBURNER

Beincurl

Crossstep

Knielift

Popush

Seitlift

Taillenjump

Hüftformer

Bauchkick

WOCHE
4
REZEPT 1

Gemischter Bohnensalat

ZUTATEN

Ergibt 4 Portionen

3	Frühlingszwiebeln
2	Knoblauchzehen
1	rote Chilischote
200 g	Kidneybohnen, gekochte
200 g	weiße Bohnen, gekochte
200 g	grüne Bohnen, gekochte
100 g	Mais, gekocht
4 EL	Olivenöl
2 EL	Rotweinessig
1 EL	Dijon-Senf
1 TL	Ahornsirup Grad C
	Meersalz
	Pfeffer
1	Handvoll Petersilie, Schnittlauch oder Dill

ZEIT

20 min

ZUBEREITUNG

Frühlingszwiebeln putzen, Knoblauch schälen, beides mit Chili klein hacken. Mit abgetropften Bohnen und Mais gut mischen. Olivenöl, Rotweinessig, Senf, Ahornsirup, Salz und Pfeffer zu einem Dressing mischen und über den Salat geben. Mit Kräuter bestreut servieren.

GRÜN GEGEN KREBS

Bohnen senken einer japanischen Studie zufolge das Risiko, an Darmkrebs zu erkranken. Besonders die positiven Eigenschaften der Ballaststoffe der grünen Stängel seien dafür zuständig, so die Studie. Außerdem enthalten sie wenig Kalorien und lassen den Blutzucker nur langsam ansteigen, senken den Cholesterinspiegel und enthalten viele Radikalenfänger. Das Gemüse verbessert die Fettverbrennung und hält lange satt.

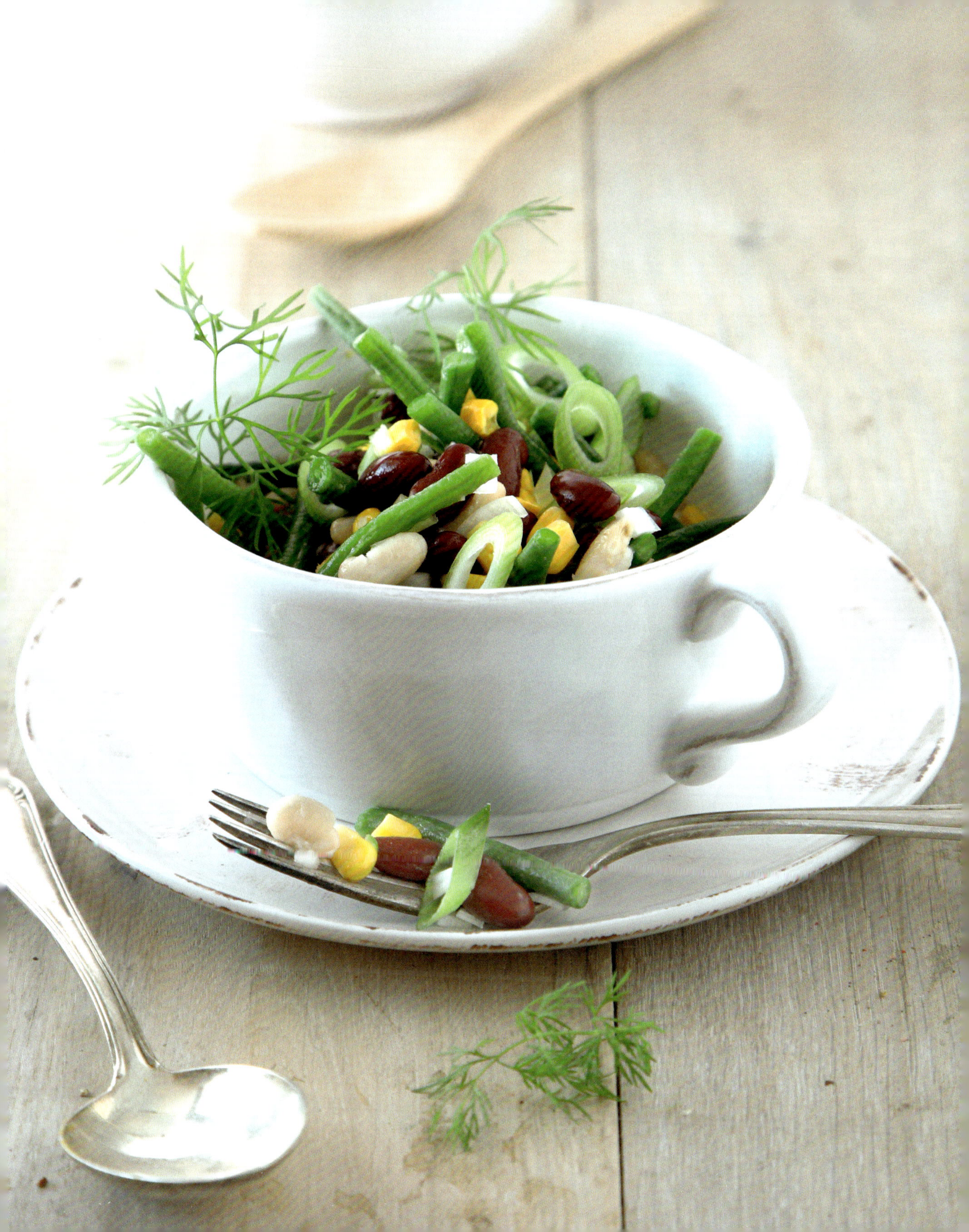

WOCHE
4
REZEPT 2

Zucchini-Nudeln mit Paprika-Tomaten-Soße

ZUTATEN

Ergibt 2 Portionen

1	große Zucchini
200 g	Kirschtomaten
½	rote Paprikaschote
50 ml	Mandel- oder Sojasahne
1 EL	Gemüsebrühepulver
1	Handvoll gemischte italienische Kräuter (z. B. Oregano, Basilikum, Majoran, Thymian, Rosmarin)
10 ml	Weißweinessig
	Meersalz
1	Handvoll gemischte Sprossen (z. B. Alfalfa, Bockshornklee, Radieschen)

ZEIT

20 min

ZUBEREITUNG

Zucchini mit dem Spiralschneider oder Sparschäler zu Pasta in hauchdünne Streifen schneiden. Tomaten und Paprika waschen, putzen, klein würfeln.

50 ml Wasser, Sahne und Brühepulver verrühren und erwärmen. Tomaten und Paprika dazugeben. Kräuter und Essig unterrühren, salzen. Alles etwa 10 Minuten köcheln lassen. Zucchini-Pasta unterheben und höchstens 2–3 Minuten weiterköcheln lassen. Mit Sprossen garniert servieren.

Kleine Pflanzen, große Wirkung

Beim Keimprozess vermehren sich Vitamine drastisch, deswegen sind Sprossen wahre Vitaminbomben. Vitamin C beispielsweise ist in vielen Jungpflänzchen um 35 Mal mehr enthalten als im Korn. Sprossen enthalten neben vielen Vitaminen aber auch zahlreiche Mineralstoffe und sekundäre Pflanzenstoffe. Sehr lecker schmecken die Keimlinge übrigens auch auf einem Knäckebrot mit Sojafrischkäse und einer Prise Himalajasalz. Auch im Salat, als Garnitur auf der Suppe und in Dips machen sich Sprossen sehr gut.

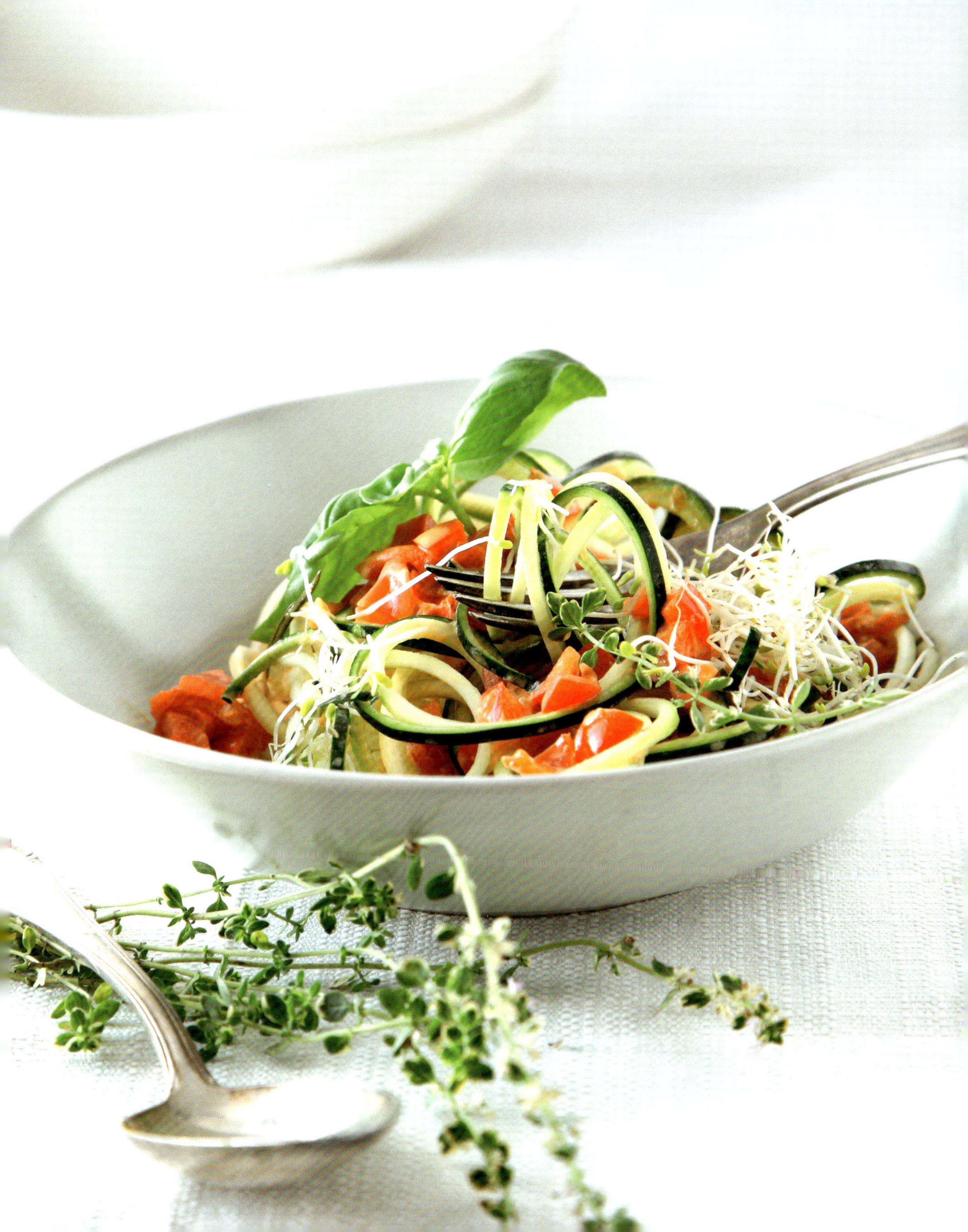

WOCHE
4
REZEPT 3

Trauben-Walnuss-Salat mit Avocado

ZUTATEN
Ergibt 2 Portionen

50 g	Salat (z. B. jungen Blattspinat oder Rucola)
1	reife Avocado
	Saft von 1 Zitrone
50 g	kernlose grüne oder rote Weintrauben
1 TL	Leinöl
2 EL	Olivenöl
	Meersalz
	Pfeffer
1	Handvoll Walnüsse (etwa 30 g)

ZEIT
10 min

ZUBEREITUNG
Salatblätter waschen und in eine Schüssel geben. Avocado halbieren und entkernen. Fruchtfleisch würfeln und mit der Hälfte Zitronensaft marinieren, zum Salat geben. Trauben waschen, zugeben und untermengen. Öle, restlichen Zitronensaft, Salz und Pfeffer mischen und über den Salat träufeln. Mit Walnüssen bestreut servieren.

UNKRAUT VERGEHT NICHT
Rucola galt lange Zeit als Unkraut, ist aber sehr gesundheitsfördernd. Das Blattgemüse entwässert und enthält viel Folsäure, die Herz-Kreislauf-Erkrankungen und Demenz vorbeugt. Das Vitamin der B-Gruppe verhindert außerdem Missbildungen beim Ungeborenen und sollte bei Schwangeren mehrmals wöchentlich auf dem Speiseplan stehen. Reste des Krauts können Sie in Ihren grünen Smoothie mischen, das ergibt einen leicht scharfen Geschmack.

AUSDAUER-FRÜCHTCHEN
Trauben enthalten viel Wasser, besitzen aber auch einen hohen Fruchtzuckeranteil. Das macht sie bei langen Trainingseinheiten, beim Wandern oder auf langen Radtouren zum perfekten Begleiter. Besonders hervorzuheben ist die Eigenschaft der Beeren, den Harnsäurespiegel zu neutralisieren. Die sekundären Pflanzenstoffe, die dafür verantwortlich sind, stecken vor allem in der Haut und den Kernen des Obstes. Der Körper reagiert also basisch auf den Verzehr, der sogar therapeutisch bei Gicht empfohlen wird. Aktive Sportler neigen zur Übersäuerung, da Aktivität einen Mehrverbrauch an zellschützenden Stoffen und Nährwerten bedeutet. Trauben unterstützen die Regeneration und sorgen dafür, dass zellschädigende Prozesse im Körper abgemildert werden.

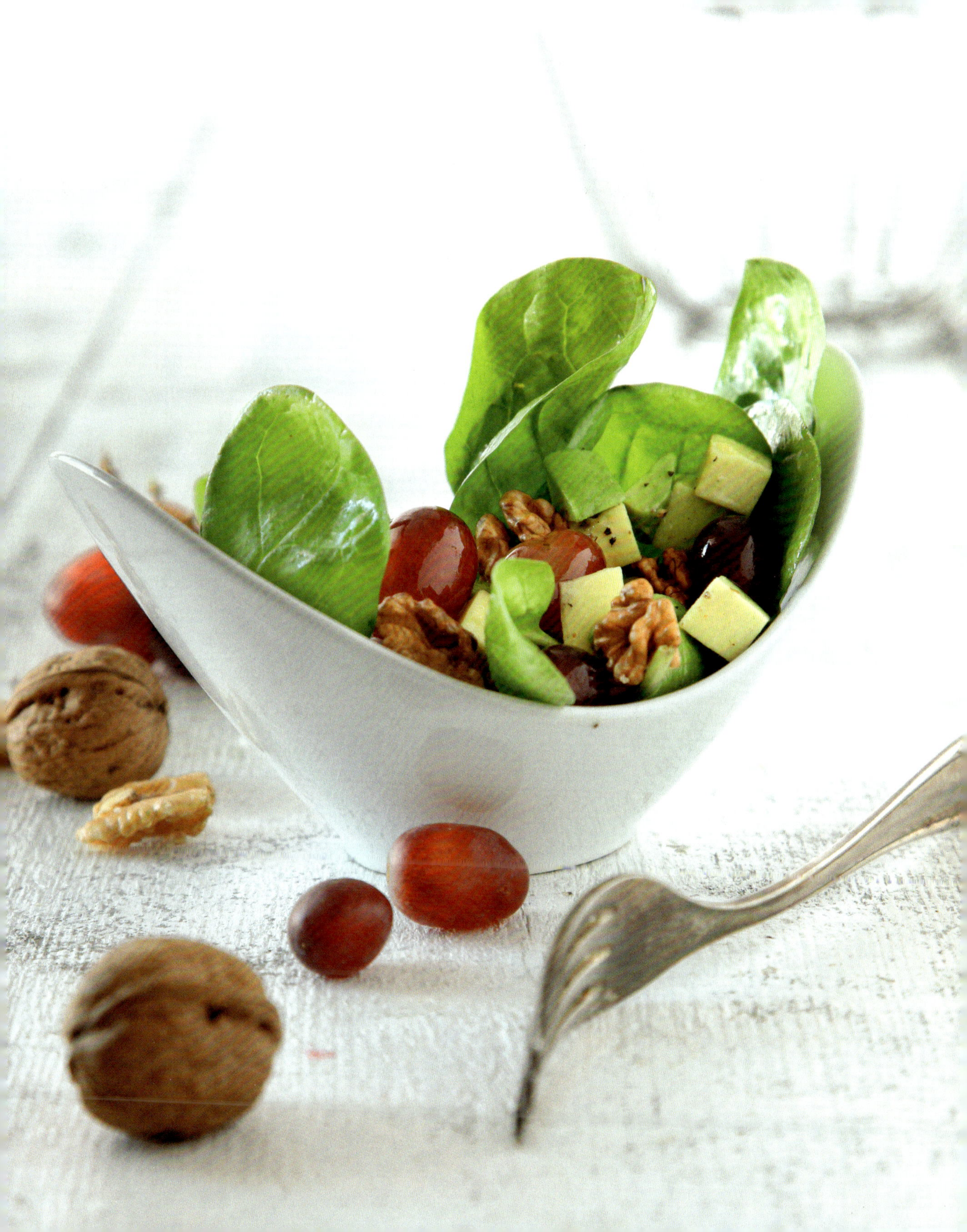

WOCHE
4
REZEPT 4

Amaranth-Paprika-Pfanne

ZUTATEN
Ergibt 4 Portionen

100 g	Amaranth
3 EL	Olivenöl
2 EL	Gemüsebrühepulver
2	kleine Tomaten oder 4 Kirschtomaten
2	Paprikaschoten
125 g	Mandel-Sesam-Tofu oder Räuchertofu
3	Frühlingszwiebeln
150 g	gepalte frische Erbsen
50 g	Tomatenmark
	Meersalz
	Pfeffer
1	Handvoll frischer Basilikum

ZUBEREITUNG
In einer großen Pfanne Amaranth im heißen Öl anbraten. 500 ml Wasser und Brühepulver hinzufügen, 30 Minuten köcheln lassen. Inzwischen Tomaten, Paprika waschen, putzen, mit dem Tofu klein würfeln. Frühlingszwiebeln in Ringe schneiden. Vorbereitete Zutaten mit Erbsen und Tomatenmark ebenfalls in die Pfanne geben, weitere 5 Minuten kochen. Mit Salz und Pfeffer abschmecken. Mit Basilikum garniert servieren.

POWER FÜRS GEHIRN
Amaranth ist nicht nur wegen seines hohen Eisengehalts sehr wichtig für aktive Menschen, es hilft auch bei chronischer Müdigkeit und Erschöpfung und steigert die Konzentrationsfähigkeit. Für Sportler interessant: Amaranth enthält viel Magnesium, kann dadurch Wadenkrämpfen vorbeugen und sorgt für einen ausgeglichenen Mineralstoffhaushalt. Darüber hinaus enthält es hochwertiges Eiweiß, das den meisten anderen Getreidesorten überlegen ist. Mein Tipp: Amaranth-Müsli hilft Ihnen gut in den Tag, wenn Sie topfit für einen wichtigen Termin sein müssen oder wenn Sie länger nichts zu futtern bekommen.

ZEIT
40 min

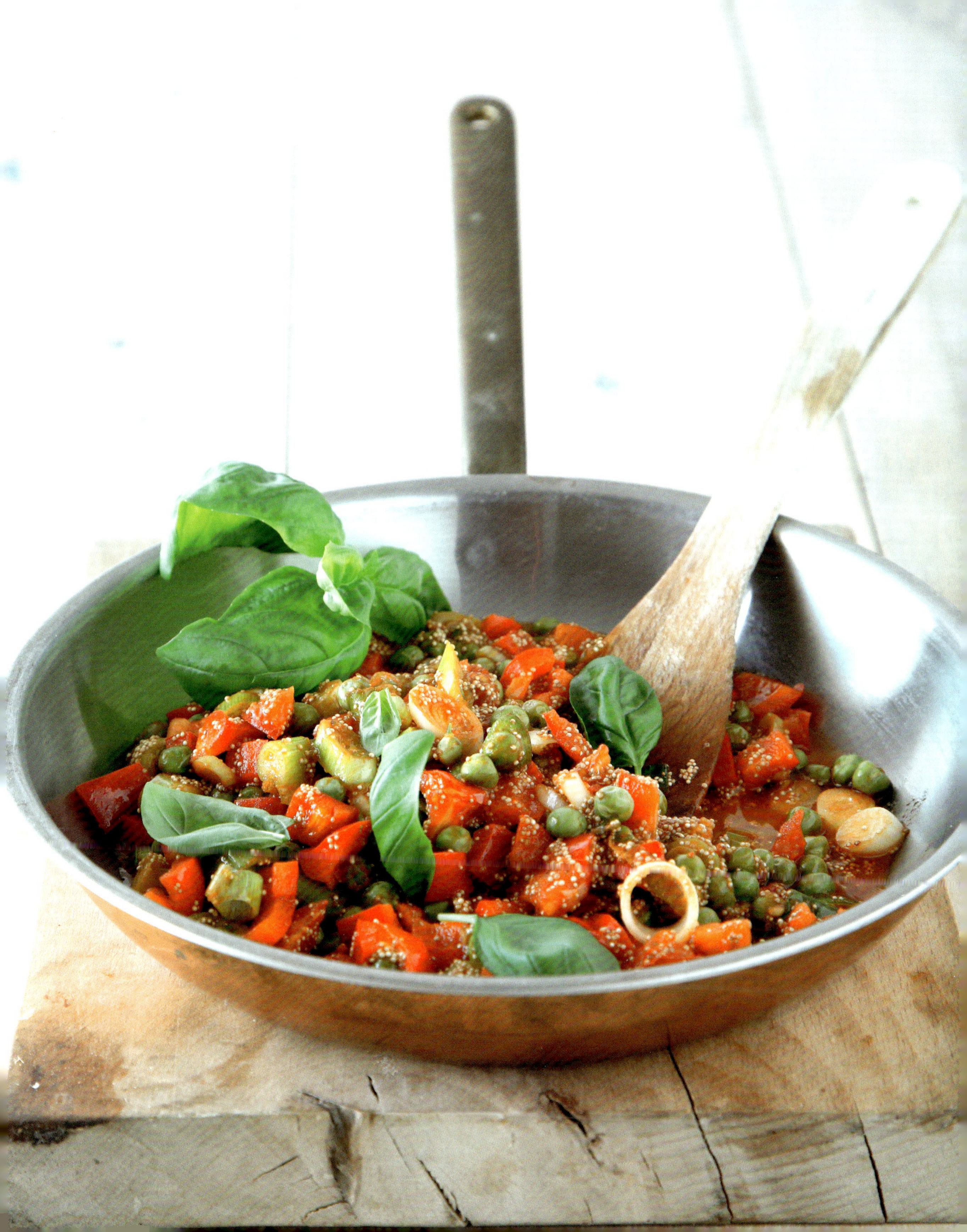

WOCHE
4
REZEPT 5

Spargel-Zitronen-Zucchini-Gemüse

ZUTATEN
Ergibt 4 Portionen

1	große Zucchini
250 g	grüner Spargel
250 g	weißer Spargel
2 EL	Olivenöl
2	Frühlingszwiebeln
1	Knoblauchzehe
	Saft 1 Zitrone
50 ml	Mandel- oder Sojasahne oder Sojafrischkäse
	Meersalz
	Pfeffer
1 TL	Agavendicksaft
100 g	Rucola
8	Kirschtomaten
1	Handvoll frischer Basilikum

ZEIT
20 min

ZUBEREITUNG
Zucchini mit einem Spiralschneider oder Sparschäler zu Pasta in hauchdünne Streifen schneiden. Spargel schälen, holzige Enden abschneiden. Spargel bis auf die Köpfe in kleine Stückchen schneiden und im heißen Öl anbraten. Frühlingszwiebeln in Ringe schneiden. Knoblauch schälen und klein hacken. Beides mit den Spargelköpfen nach 3 Minuten in die Pfanne geben. Nach 5 Minuten Zitronensaft, Mandelsahne und 1 Schuss Wasser dazugeben. Mit Salz, Pfeffer und Agavendicksaft abschmecken. Vorbereitete Tomaten, Rucola und Basilikum zugeben, alles zusammen rund 5 Minuten köcheln lassen. Zucchini-Pasta dazugeben und höchstens 3 Minuten garen, sofort servieren.

GENUSS OHNE TRÄNEN
Frühlingszwiebeln sind lecker, gesund und enthalten viele wichtige Mineralstoffe und Spurenelemente wie beispielsweise Eisen und Kalium, was entwässernd wirkt. Die Zwiebelverwandte enthält auch viele Vitamine, beispielsweise die Vitamine C und B6. Diese unterstützen das Immunsystem und wirken antioxidativ im Körper. Die Bindung von Freien Radikalen wird auch von den enthaltenen Flavonoiden unterstützt: Eine antibakterielle Wirkung und die Senkung des Cholesterinspiegels sind positive Nebeneffekte. Gut zu wissen: Das Gemüse ist aufgrund seines hohen Wassergehalts nicht lange haltbar, sollte also schnell verspeist werden.

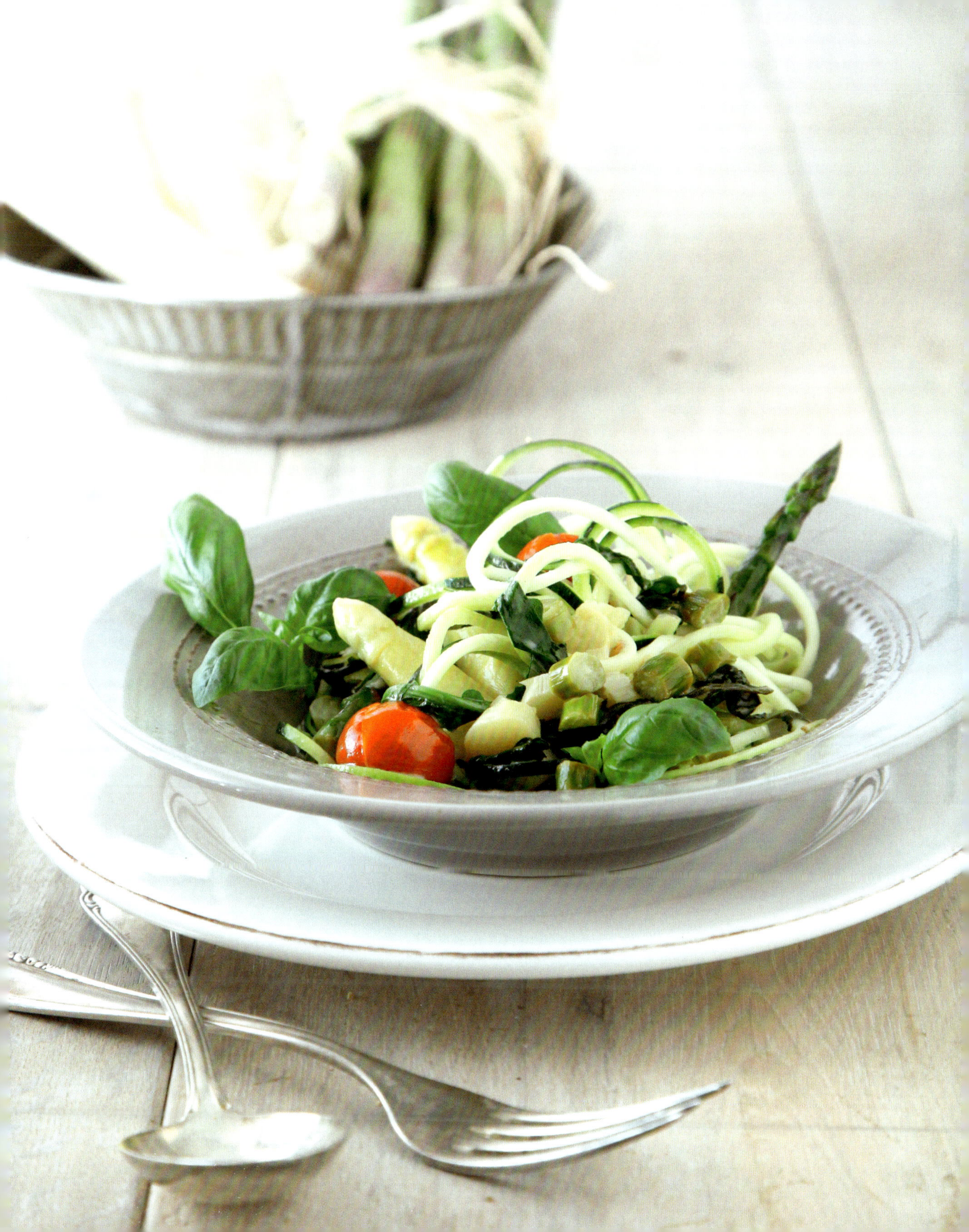

WOCHE 4 REZEPT 6

Buchweizen-Bratlinge

ZUTATEN
Ergibt 4 Portionen

Bratlinge

250 g	Buchweizen
	Meersalz
½	Paprikaschote
1	kleine Karotte
5 EL	Dinkelmehl
1	Zwiebel
1	Knoblauchzehe
1 EL	Sojasoße
3 EL	Olivenöl
	Pfeffer

Dip

200 ml	Mandelsahne
1	Handvoll frische Gartenkräuter (z. B. Schnittlauch, Dill, Petersilie)
	Meersalz
	Pfeffer

ZEIT
25 min

ZUBEREITUNG
Buchweizen mit 250 ml Wasser und Salz aufkochen, 10 Minuten quellen lassen, bis das Wasser aufgesogen ist. Paprika und Karotte, putzen, sehr klein würfeln. Mehl und Buchweizen mischen. Zwiebel und Knoblauch schälen, hacken, mit der Sojasoße unter den Buchweizen kneten. Karotte und Paprika untermengen, würzen. Mit den Händen handtellergroße Bratlinge formen. Öl in einer Pfanne erhitzen und die Bratlinge bei mittlerer Hitze von jeder Seite 5 Minuten anbraten.
Für den Dip Mandelsahne mit gehackten Kräutern vermischen, mit Salz und Pfeffer abschmecken.

PERFEKTER MUSKELPARTNER
Buchweizen enthält biologisch hochwertiges Eiweiß, das vom Körper leicht aufgenommen und verwertet werden kann. Das verbessert das Muskelwachstum und verkürzt die Erholungsdauer der Muskulatur. Unterstützt wird das durch einen hohen Mineralstoff- und Vitamingehalt des Getreides: Magnesium, Kalium, Eisen, Kalzium, Kieselsäure und die Vitamine B1, B2 und E ergeben einen hervorragenden Sport-Cocktail und binden Freie Radikale. Die enthaltenen Eiweißbausteine Lysin, Lecithin und Tryptophan sorgen zusätzlich für eine verbesserte Konzentrationsfähigkeit und einen besseren Schlaf.

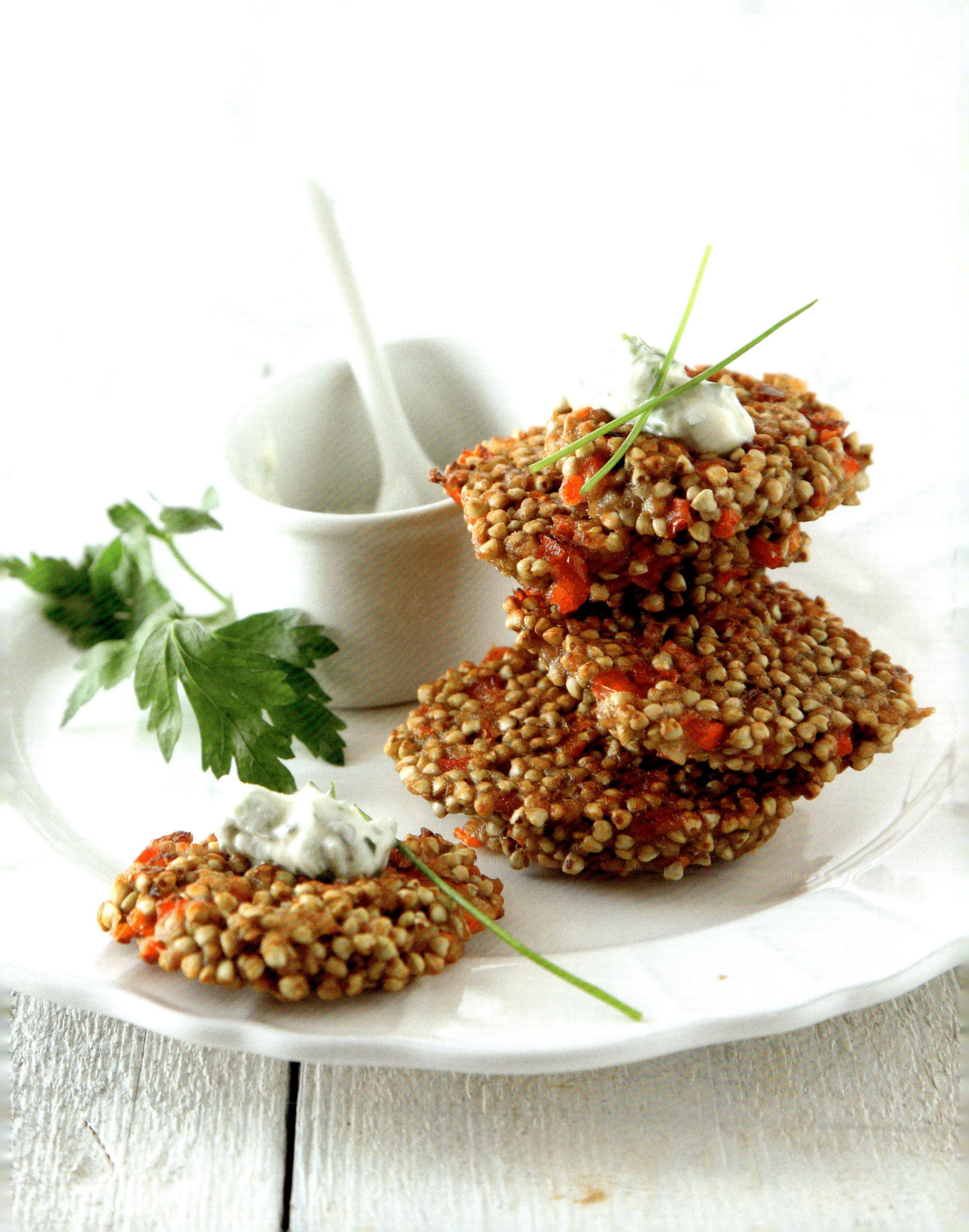

WOCHE
4
REZEPT 7

Couscous mit Salbeitomaten

ZUTATEN
Ergibt 2 Portionen

Salbeitomaten

500 g	Kirschtomaten
2	Knoblauchzehen
2	Handvoll frischer oder getrockneter Salbei
	Salz, Pfeffer
2 EL	Olivenöl

Couscous

150 g	Couscous
100 ml	Gemüsebrühe
1	kleine Aubergine
1	kleine Zucchini
1	Paprikaschote
4 EL	Olivenöl
2	Tomaten
2 EL	Agavendicksaft
2 EL	Kürbiskerne

ZEIT
40 min

ZUBEREITUNG

Salbeitomaten
Für die Salbeitomaten Backofen auf 220 Grad vorheizen. Tomaten halbieren und in einer Auflaufform verteilen. Knoblauch schälen, klein hacken. Salbei klein schneiden. Tomaten mit Salz, Pfeffer und Knoblauch und Salbei bestreuen. Olivenöl darüberträufeln. Tomaten im heißen Ofen in 20–25 Minuten garen.

Couscous
Inzwischen Couscous in der heißen Gemüsebrühe quellen lassen, ggf. weitere 50 ml Brühe darübergießen. Aubergine, Zucchini und Paprika putzen, in Streifen schneiden. Im heißen Öl in einer Pfanne anbraten, dabei die Paprika zuletzt hineingeben. Tomaten waschen, putzen, klein würfeln und ebenfalls hinzufügen. Mit Agavendicksaft abschmecken. Couscous unterheben und etwas anbraten. Mit Salz und Pfeffer abschmecken.

Couscous mit Kürbiskernen bestreuen und mit den Salbeitomaten servieren.

LEICHT UND LECKER
Couscous besteht aus Weizengrieß und bietet somit alle Vorteile des Weizens: Viele Vitamine aus der B-Gruppe, viel Eiweiß, Spurenelemente und Mineralstoffe. Nennenswert sind vor allem Magnesium, was nervenstärkend wirkt, und Eisen, welches die Abwehrkräfte stärkt. Es ist leicht verdaulich und sehr schnell zuzubereiten.

HEILKRAUT MIT GESCHMACK
Salbei enthält neben Gerb- und Bitterstoffen auch ätherische Öle. Es wird nicht nur wegen des feinen Geschmacks in der Küche verwendet, sondern ist auch ein tolles Heilkraut. Bei Entzündungen im Mund- und Rachenbereich, aber auch bei Erkältungen und Juckreiz, wird es traditionell als Tee oder Umschlag eingesetzt.

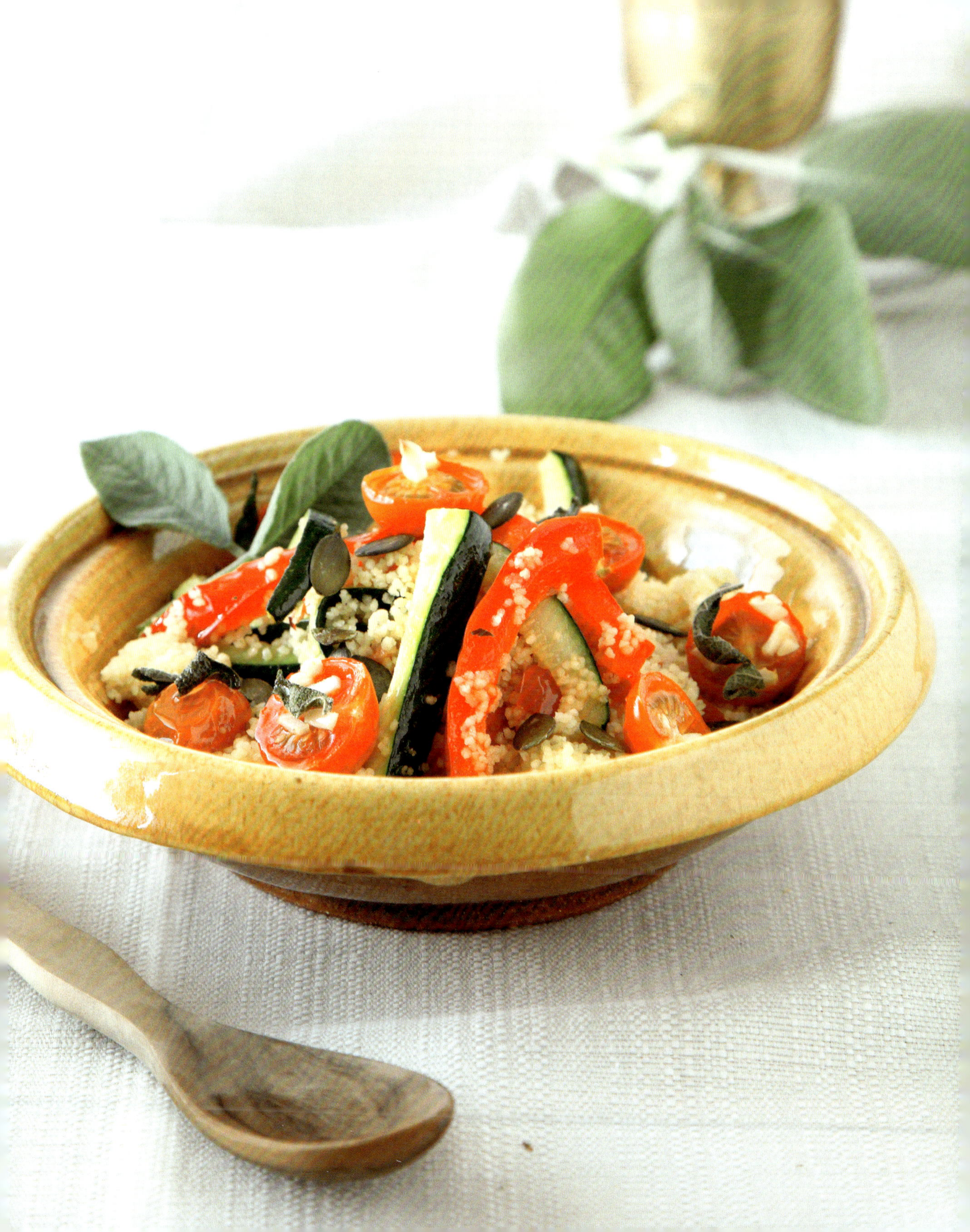

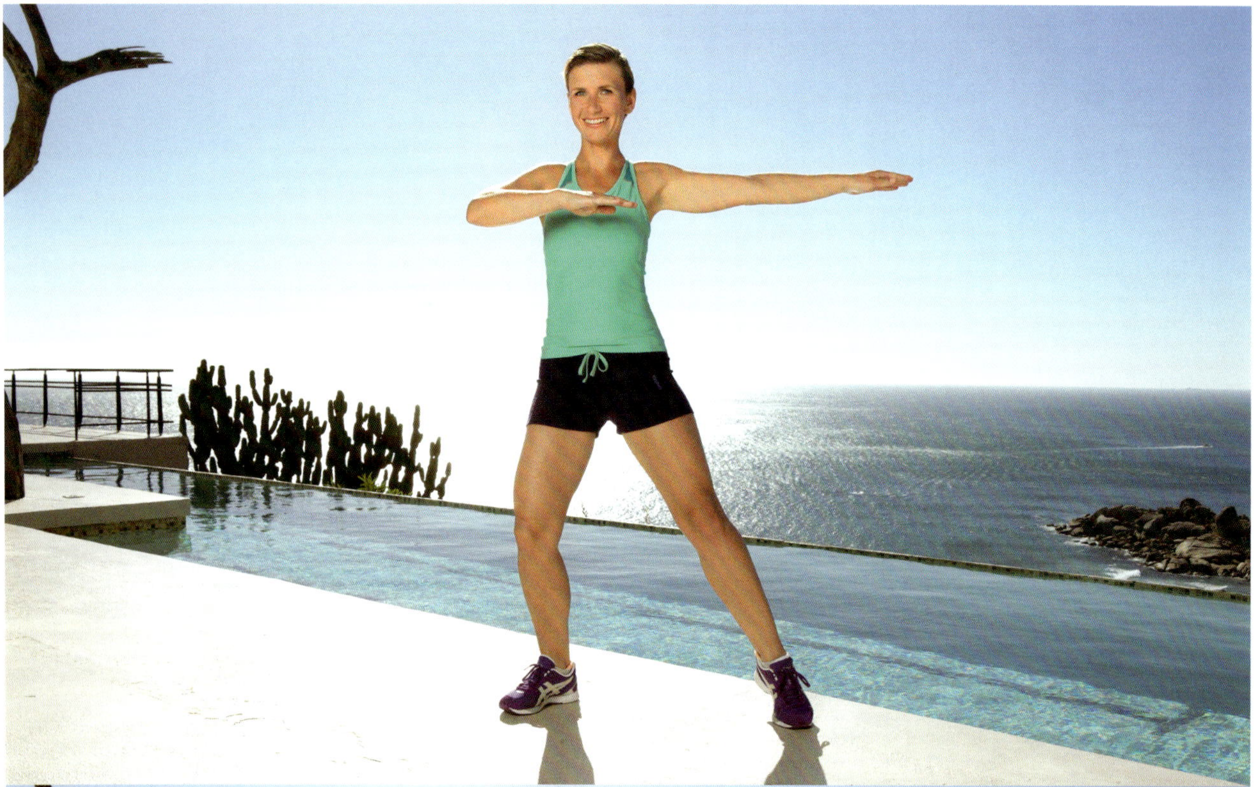

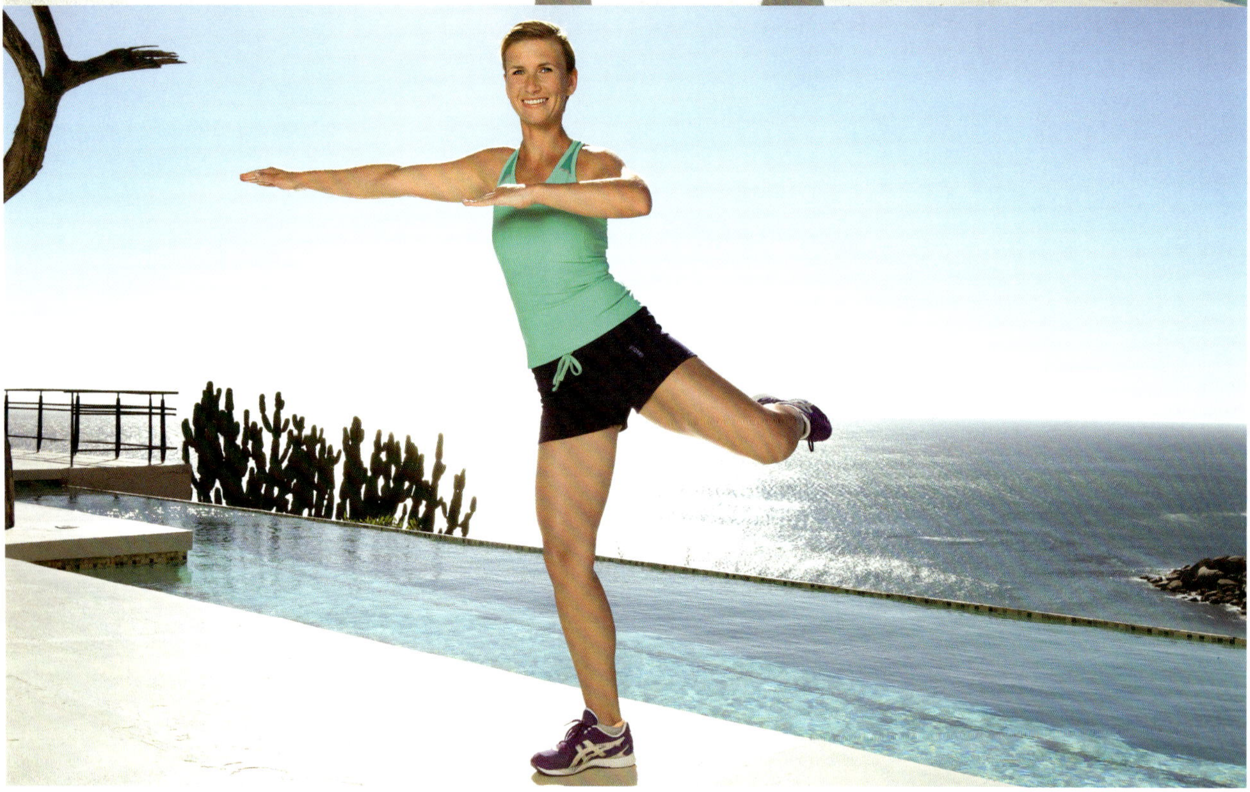

Beincurl

WOCHE
4
ÜBUNG 1

IM FOKUS
Kräftigung der Bein- und Pomuskeln, Aktivierung der Fettverbrennung
WICHTIG
Bitte versuchen Sie, ein Nachfedern im jeweils gebeugten Standbein zu vermeiden

STARTPOSITION

Beine sehr weit grätschen und die Knie leicht beugen. Knie und Zehenspitzen leicht nach außen drehen, die Oberschenkel anspannen und nach hinten drehen. Bauch und Beckenboden aktivieren und den Rücken aufrichten. Arme auf Schulterhöhe seitlich ausstrecken und die Handflächen nach unten drehen, Schultern entspannen. Rechten Arm beugen und Hand auf Brusthöhe vor dem Körper halten. Gewicht auf das rechte Bein verlagern und das linke Bein durchstrecken. Linke Ferse anheben.

ENDPOSITION

Gewicht komplett nach rechts verlagern, Oberkörper weiterhin aufrecht halten. Gleichzeitig den rechten Arm nach rechts ausstrecken und den linken Arm beugen, die Hand vor der Brust halten.

NINAS TIPP

Tragen Sie beim Fatburner-Training gute Sportschuhe! Gerade bei seitlichen Bewegungen sollte die notwendige Unterstützung vorhanden sein. Barfußtraining und auch Barfußschuhe sind nur etwas für Geübte; laufen Sie lieber nach dem Üben zehn Minuten barfuß, am besten draußen, wenn es das Wetter zulässt. Das Laufen auf Zehenspitzen, Fersen und Fußkanten verbessert das Körpergefühl enorm.

AUSFÜHRUNG

Tempo
zügig
Wiederholungen
16 x je Seite
Sets
3

WOCHE
4
ÜBUNG 2

Crossstep

IM FOKUS
Anregung des Stoffwechsels,
Training von Oberschenkeln und Po
WICHTIG
Üben Sie möglichst kontrolliert,
um die bestmöglichen Effekte zu erzielen

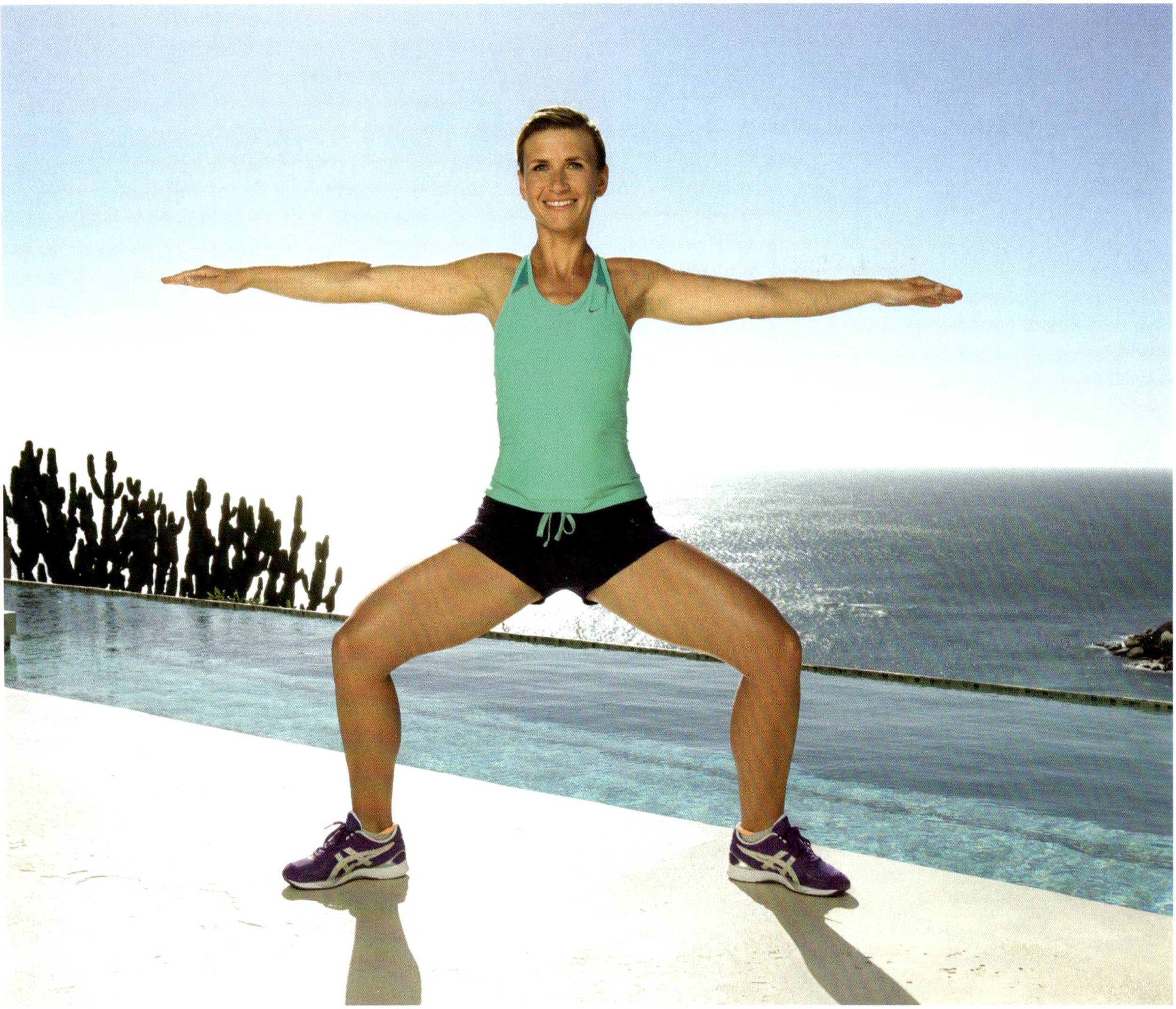

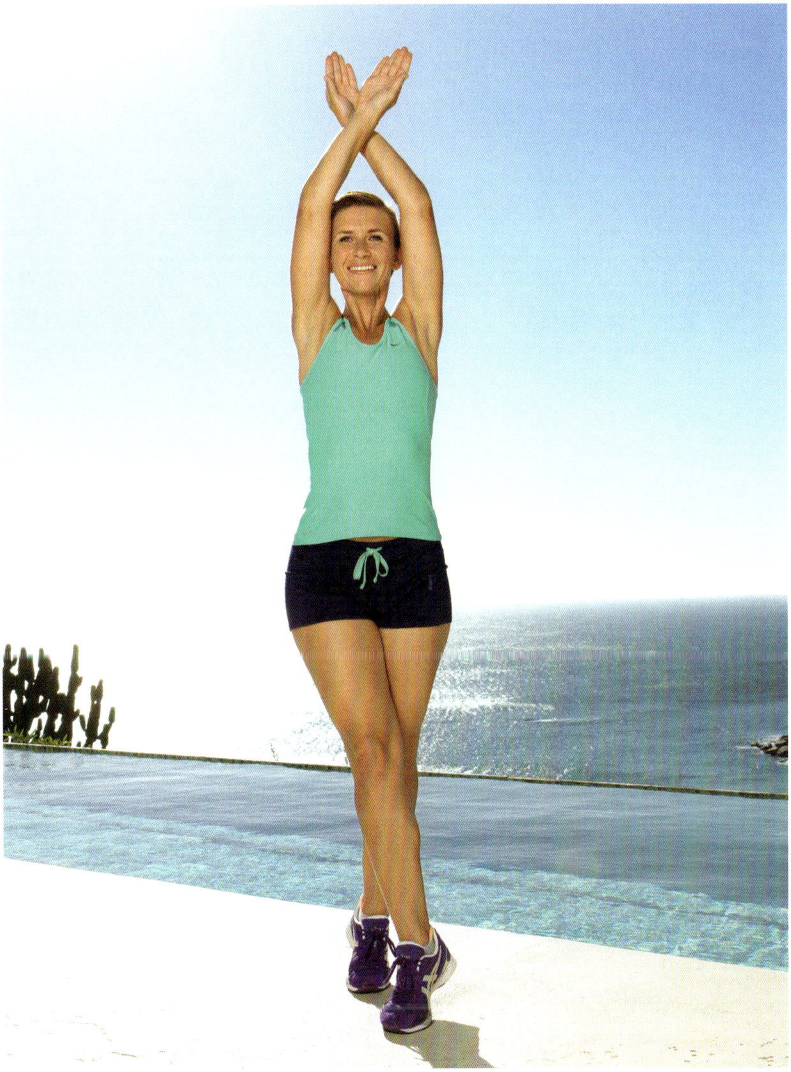

STARTPOSITION

Grätschen Sie die Beine deutlich weiter als schulterbreit und drehen Sie Zehenspitzen und Knie dabei diagonal nach außen. Knie tief beugen. Die Oberschenkel bewusst anspannen und nach hinten drehen. Steißbein nach unten ziehen, den Kopf in Verlängerung der Wirbelsäule halten. Gesäß ebenfalls fest anspannen, den Oberkörper aufrecht halten. Beckenboden aktivieren. Arme auf Schulterhöhe seitlich ausstrecken, die Handflächen dabei nach unten drehen. Schultern und Nacken entspannen.

ENDPOSITION

Oberschenkel fest anspannen und das Gewicht nach links verlagern. Gleichzeitig das rechte Bein vom Boden lösen und vor dem linken Bein kreuzen, Fußspitze auf den Boden tippen. Gleichzeitig auch die Arme über den Kopf heben und den rechten vor dem linken Arm kreuzen, Arme dazu leicht beugen.

AUSFÜHRUNG

Tempo
zügig

Wiederholungen
16 x je Seite

Sets
2

WOCHE 4 ÜBUNG 3

Knielift

IM FOKUS
Straffung der Taille, Aktivierung der Core-Muskeln; schult die Balance und die Koordination
WICHTIG
Führen Sie die Bewegung möglichst kraftvoll durch

STARTPOSITION

Beine schulterweit grätschen. Zehenspitzen und Knie leicht nach außen drehen. Den Rücken bewusst aufrichten, Bauch und Beckenboden anspannen. Arme beugen und rechts neben dem Kopf halten, Hände locker. Gewicht nun auf das rechte Bein verlagern, das linke Bein durchstrecken und die linke Ferse vom Boden lösen. Den Oberkörper minimal nach rechts drehen.

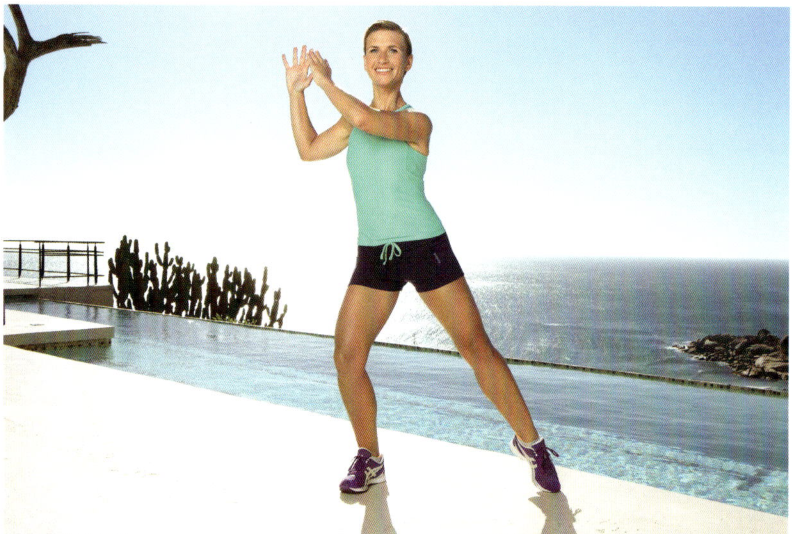

ENDPOSITION

Verlagern Sie nun das Gewicht komplett auf das rechte Bein. Beugen Sie das linke Knie und ziehen Sie es mit einer schwungvollen Bewegung bis auf Höhe der Taille nach oben, gleichzeitig die Hände zu Fäusten ballen und rechts und links neben das linke Knie ziehen. Den Oberkörper bei der Bewegung leicht nach links drehen. Achten Sie darauf, dass das linke Knie die Bewegung führt und dass das Knie seitlich vom Körper ausgerichtet ist! Der linke Fuß hängt locker herab.

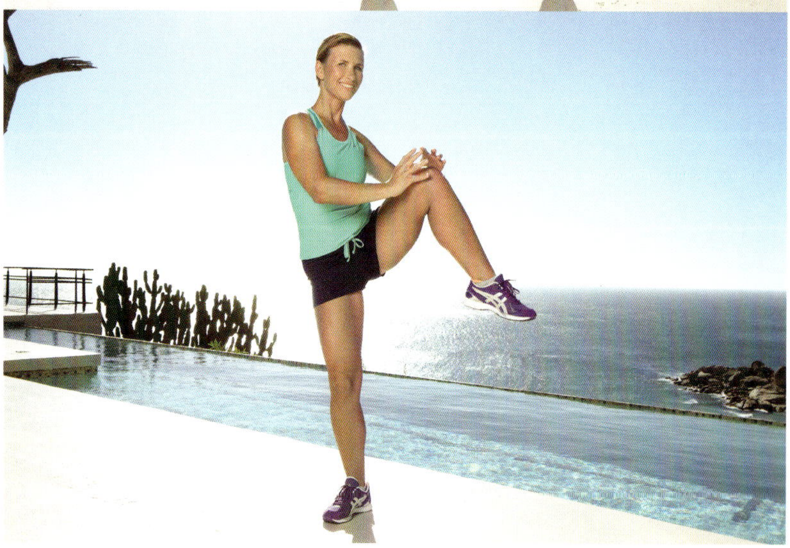

AUSFÜHRUNG

Tempo
schnell
Wiederholungen
16 x je Seite
Sets
3

Popush

WOCHE
4
ÜBUNG 4

IM FOKUS
Verbesserung der Balance, Straffung von Gesäß und hinterem Oberschenkel
WICHTIG
Spannen Sie den Beckenboden bitte während der gesamten Übung fest an, um den unteren Rücken zu schützen

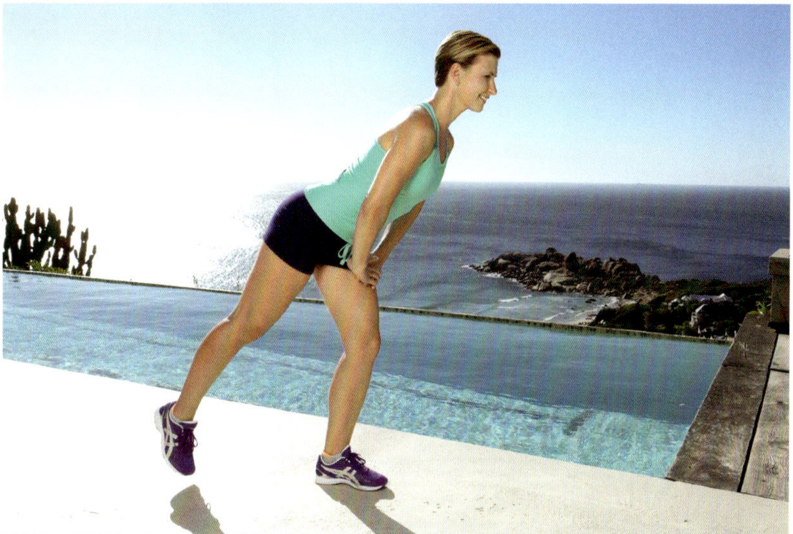

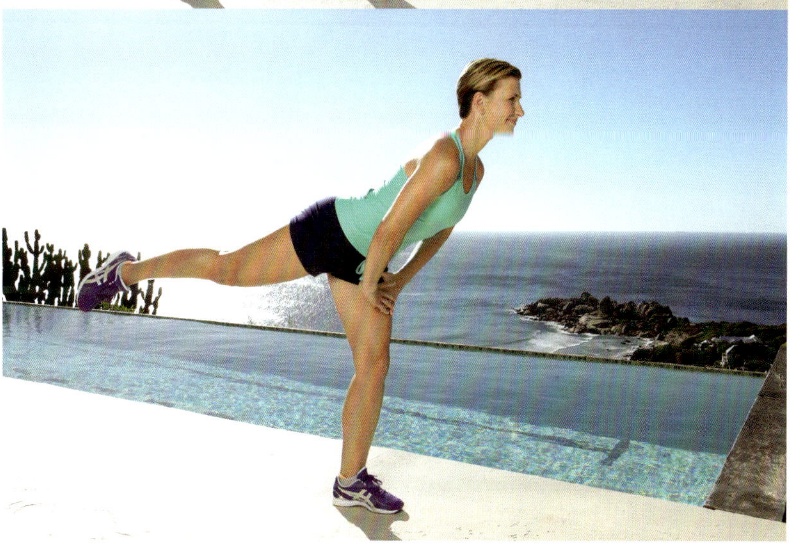

STARTPOSITION
Beine geschlossen halten. Die Knie und die Fußspitzen zeigen nach vorn, Knie leicht beugen. Gewicht auf die Fersen verlagern und beide Hände auf den Oberschenkeln abstützen. Bauch, Rücken und Beckenboden anspannen, das Gewicht nach links verlagern. Das rechte Bein nach hinten ausstrecken und die Fußspitze knapp über dem Boden halten. Achten Sie darauf, dass beide Hüftseiten auf gleicher Höhe sind!

ENDPOSITION
Bauch und Beckenboden fester anspannen und das rechte Bein langsam und sehr kontrolliert anheben, so hoch es ohne Aufkippen der Hüfte möglich ist. Dabei die Hände auf den Oberschenkeln liegen lassen, den Blick nach vorn richten.

AUSFÜHRUNG

Tempo
langsam und kontrolliert
Wiederholungen
16 x je Seite
Sets
2

WOCHE
4
ÜBUNG 5

Seitlift

IM FOKUS
Stabilität der Core-Muskeln und der Wirbelsäule; Bein-Außenseiten und Po werden gestrafft
WICHTIG
Der Oberkörper muss während der gesamten Übung ruhig bleiben

STARTPOSITION
Aufrecht stehen und Füße geschlossen halten. Knie leicht beugen. Hände auf die Oberschenkel stützen. Knie und Zehenspitzen zeigen nach vorn, das Gewicht lastet auf Mittelfuß und Ferse. Bauch, Rücken und Beckenboden aktivieren. Gewicht nach rechts verlagern und beide Hände rechts abstützen. Linkes Bein zur Seite ausstrecken, Fuß vom Boden lösen und Fußspitze strecken.

ENDPOSITION
Bauch, Rücken und Beckenboden fester anspannen und den Rücken vollkommen gerade halten. Heben Sie nun ohne Aufkippen des Beckens das linke Bein an, so hoch es geht. Spannen Sie den linken Oberschenkel dabei fest an und strecken Sie das Bein komplett durch.

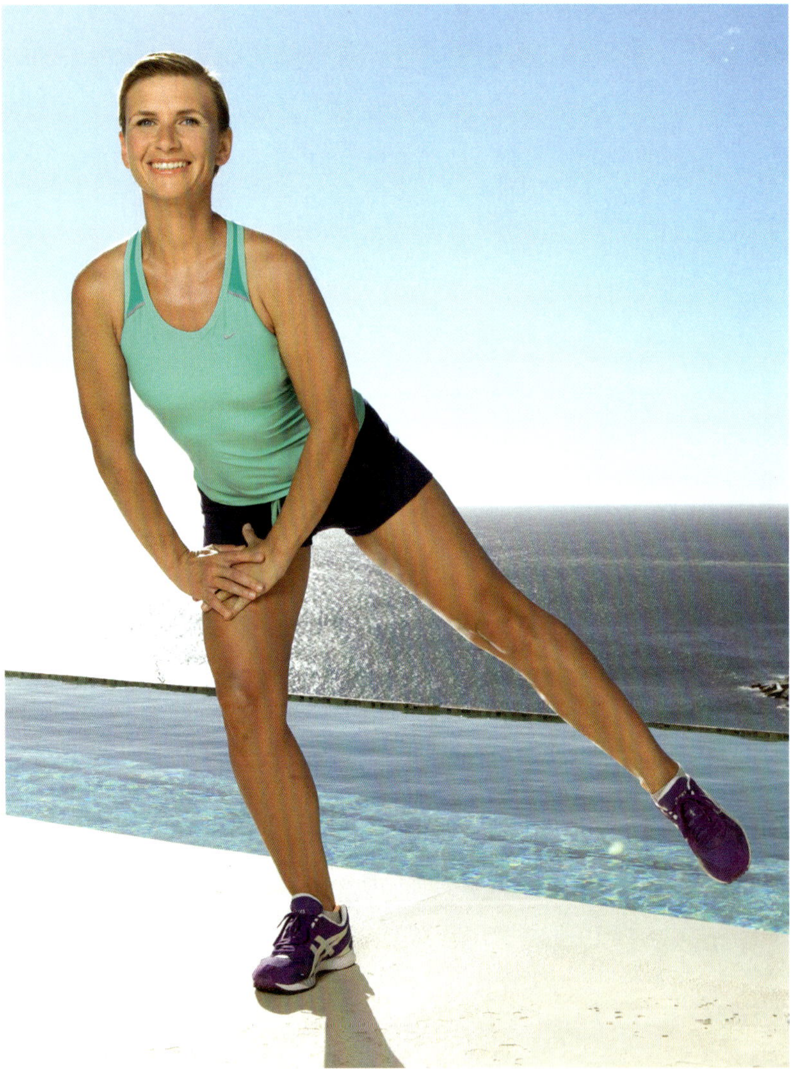

AUSFÜHRUNG

Tempo
zügig, kontrolliert
Wiederholungen
16 x je Seite
Sets
2

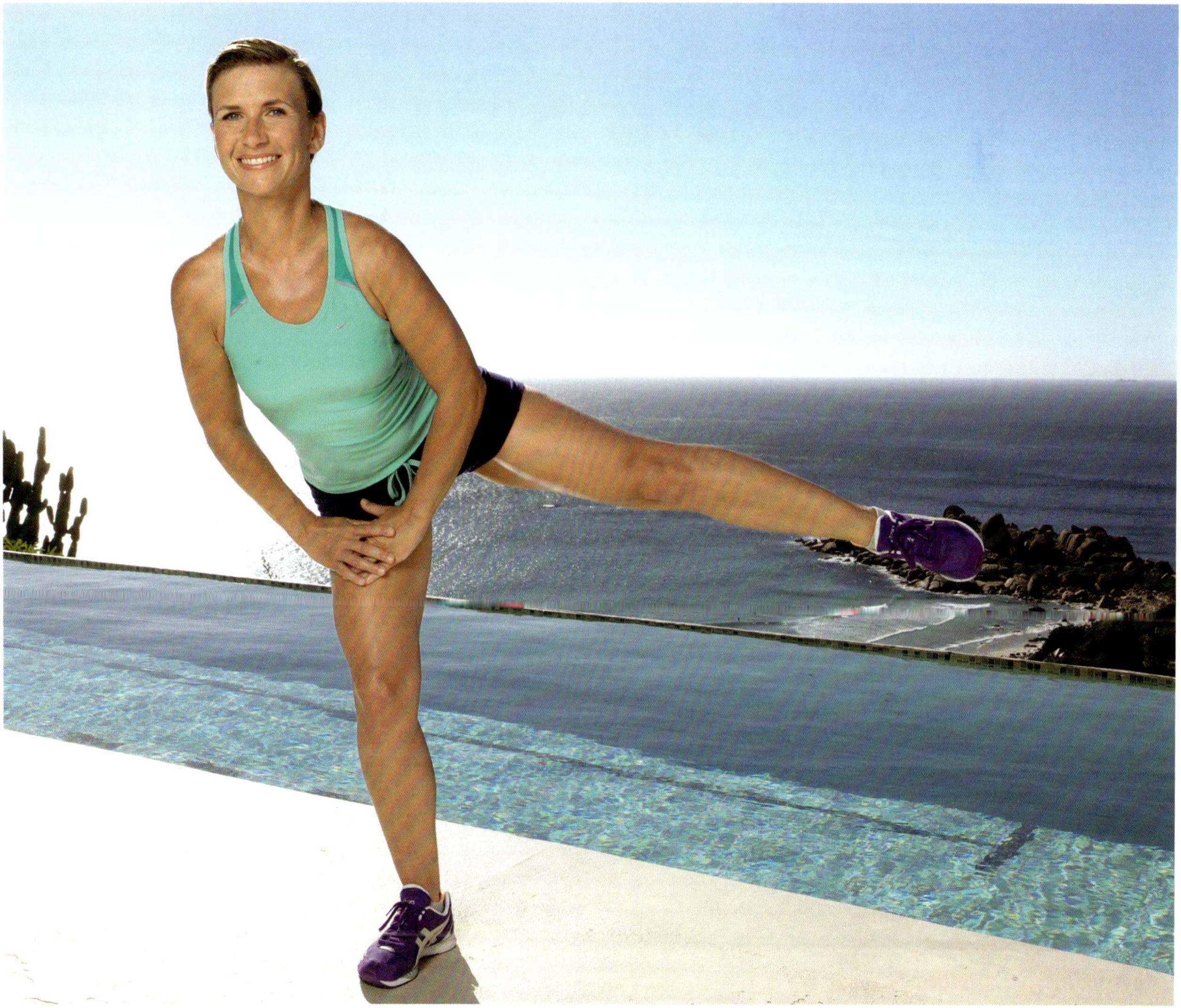

WOCHE
4
ÜBUNG 6

Taillenjump

IM FOKUS
Regt die Fettverbrennung intensiv an, trainiert Beine und Core-Muskeln
WICHTIG
Den Oberkörper während der gesamten Übung nach vorn ausrichten; nur so stellen Sie sicher, dass Bauch und Taille optimal trainiert werden

STARTPOSITION

Gerade stehen und Füße geschlossen halten. Knie leicht beugen und Gewicht auf Mittelfuß und Fersen verlagern. Steißbein nach unten und Scheitel nach oben ziehen, den Rücken strecken. Bauch und Beckenboden anspannen. Arme auf Schulterhöhe anheben und beugen, Hände zu Fäusten ballen und locker vor der Brust halten. Knie stärker beugen und zum Sprung hochdrücken. Beine geschlossen aus der Taille heraus nach links drehen, Oberkörper nach rechts. Linken Ellbogen nach oben und rechten Ellbogen nach unten ziehen, seitlich landen.

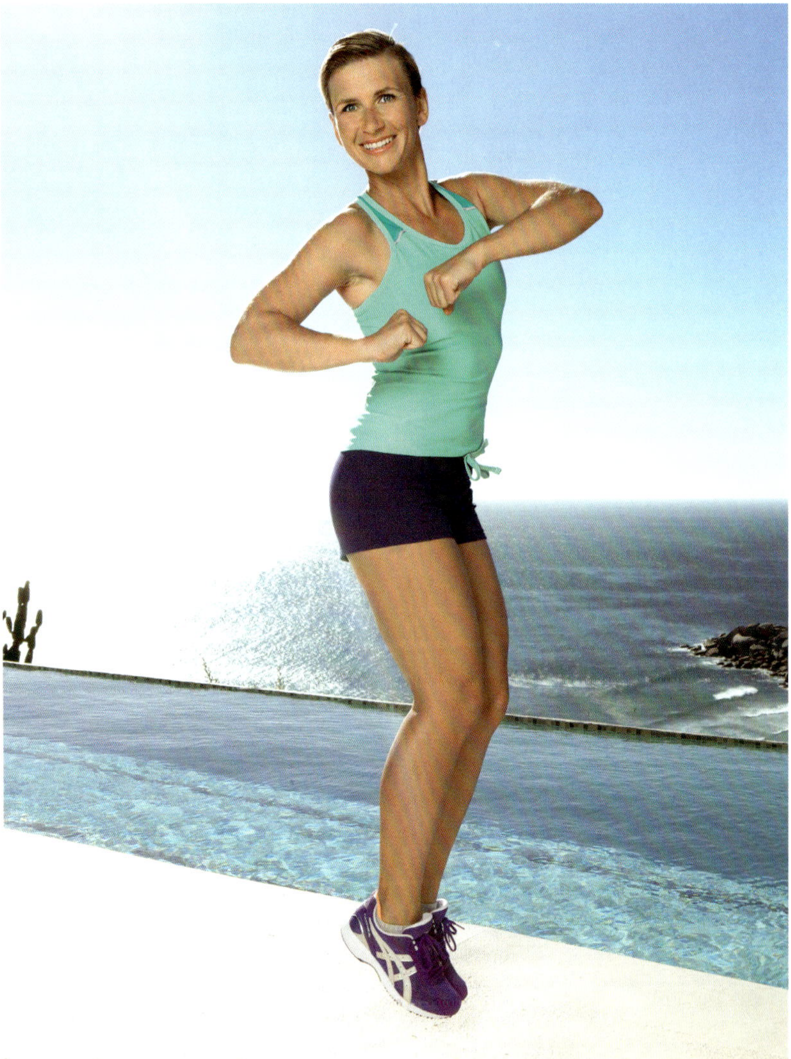

NINAS TIPP

Werden Sie kreativ beim Training! Diese Übung können Sie beispielsweise wunderbar auf dem Trampolin durchführen. Bei manchen Kräftigungsübungen können Sie Gummibänder verwenden, bei anderen eine weiche Matte unterlegen, um die Schwierigkeit zu erhöhen. Ihrer Fantasie sind kaum Grenzen gesetzt! Sie sind sich unsicher? Kontaktieren Sie mich, ich helfe Ihnen gern weiter!

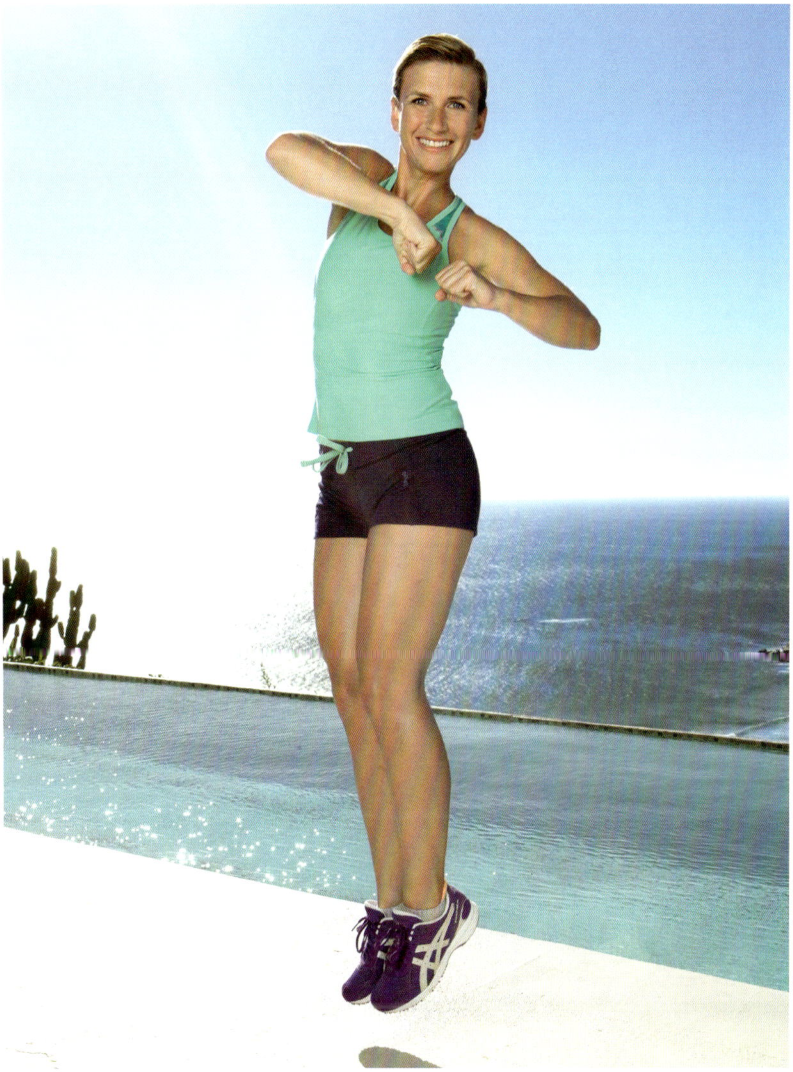

ENDPOSITION

Gleich wieder aus den Knien heraus zu einem Sprung hochdrücken. In der Luft die Beine nach rechts drehen, den Oberkörper nach links. Den linken Ellbogen nach unten, den rechten nach oben ziehen. Nahtlos die nächste Wiederholung anschließen.

AUSFÜHRUNG

Tempo
schnell

Dauer
2 Minuten ohne Pause

Sets
2

WOCHE
4
ÜBUNG 7

Hüftformer

IM FOKUS
Straffung von Taille, seitlichen Bauchmuskeln und Schulterpartie
WICHTIG
Drücken Sie sich bewusst aus der Schulter heraus nach oben, um die Muskulatur zu aktivieren und das Gelenk zu schonen

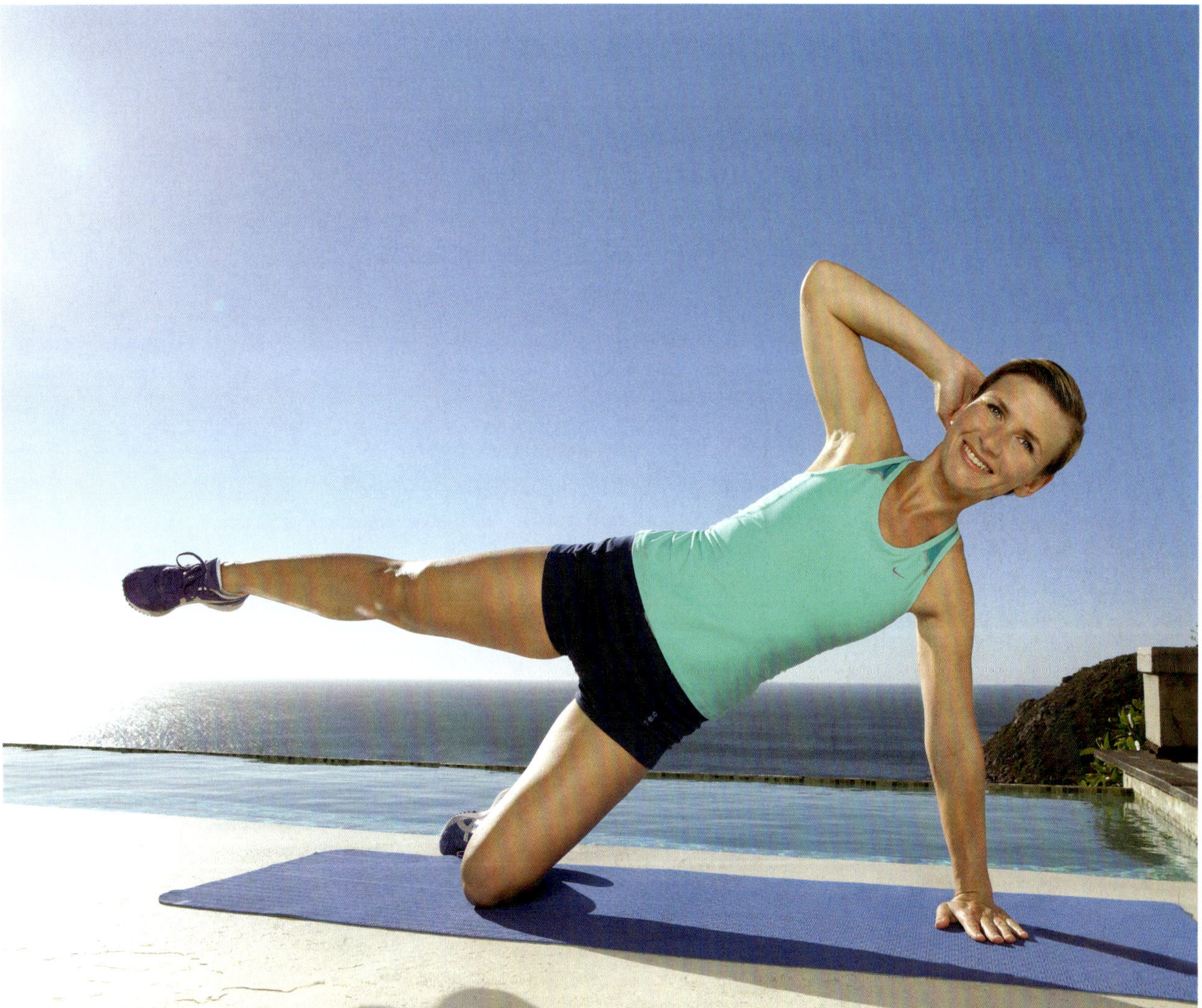

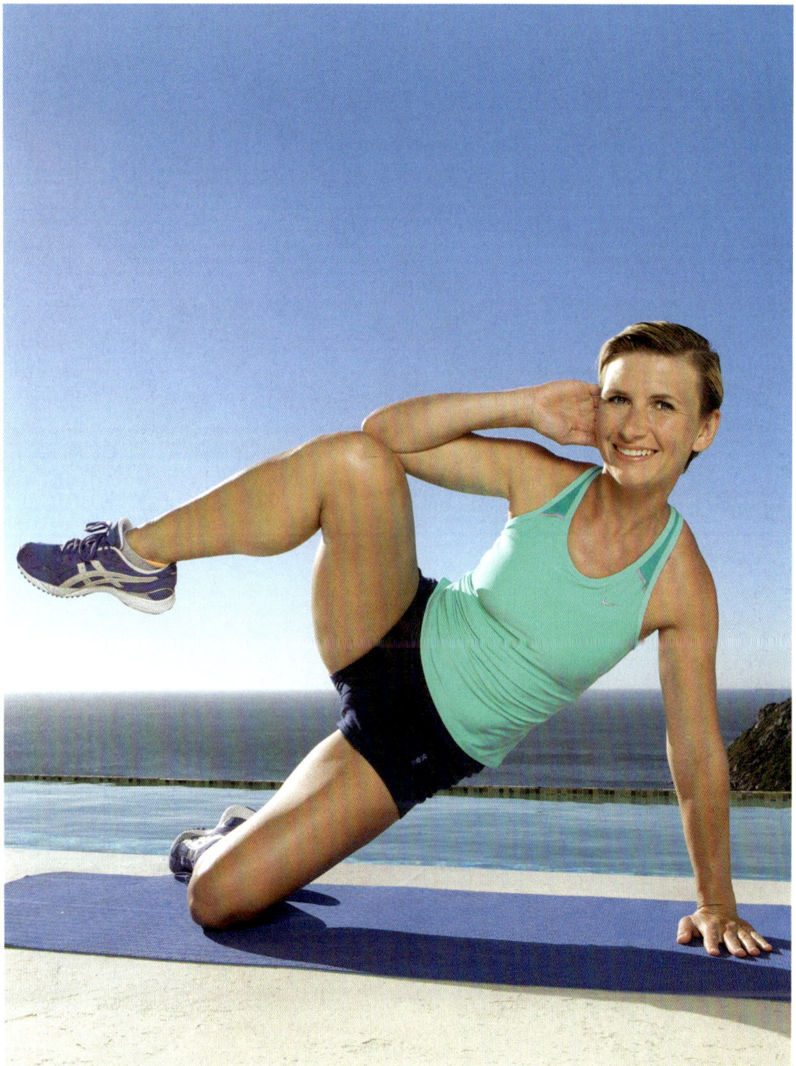

STARTPOSITION

Beginnen Sie im Sitzen. Beine nach rechts legen und die linke Hand unter der linken Schulter aufsetzen, die Fingerspitzen zeigen dabei nach vorn. Handflächen und Finger gleichermaßen in den Boden drücken. Strecken Sie dann das rechte Bein in Verlängerung des Oberkörpers aus und heben Sie das Bein gestreckt vom Boden weg. Den Fuß dabei strecken, den Oberschenkel dabei anspannen. Gleichzeitig die rechte Hand an den Hinterkopf legen, den Ellbogen nach hinten ziehen und die Hüfte vom Boden heben, bis sich Oberkörper und linker Oberschenkel auf einer Linie befinden.

ENDPOSITION

Beugen Sie nun das rechte Knie und ziehen Sie es bis auf Taillenhöhe heran, gleichzeitig den rechten Ellbogen zum rechten Knie ziehen und die Hüfte minimal nach unten sinken lassen.

AUSFÜHRUNG

Tempo
zügig

Wiederholungen
16 x je Seite

Sets
2

WOCHE
4
ÜBUNG 8

Bauchkick

IM FOKUS
Seitliche, gerade und tief liegende Bauchmuskeln: ein Rundumschlag

WICHTIG
Machen Sie bei dieser Übungssequenz zwischendurch keine Pause, um den bestmöglichen Trainingseffekt zu erzielen; nach den einzelnen Sets nur kurz pausieren

STARTPOSITION

Beginnen Sie mit dieser Übungssequenz in der Rückenlage. Füße zunächst flach auf den Boden stellen. Bauch und Beckenboden aktivieren. Beine vom Boden lösen und senkrecht nach oben strecken. Kopf vom Boden heben und die Arme nach vorn strecken, Hände verschränken und Handballen aneinander drücken. Arme links an den Beinen vorbei strecken und gestreckt halten. Jetzt mit dem Oberkörper 20 kleine, kontrollierte Aufwärtsbewegungen machen. Dann die Bewegung zur anderen Seite wiederholen.

ENDPOSITION

Nun die Beine weit grätschen, die Fußspitzen heranziehen und die Bewegung diagonal nach oben ausführen. Wieder die Bauchmuskeln fest anspannen und den Oberkörper in kleinen, dynamischen Bewegungen heben und senken.

AUSFÜHRUNG

Tempo
zügig

Wiederholungen
16 x zu beiden Seiten und 32 x zur Mitte

Sets
3

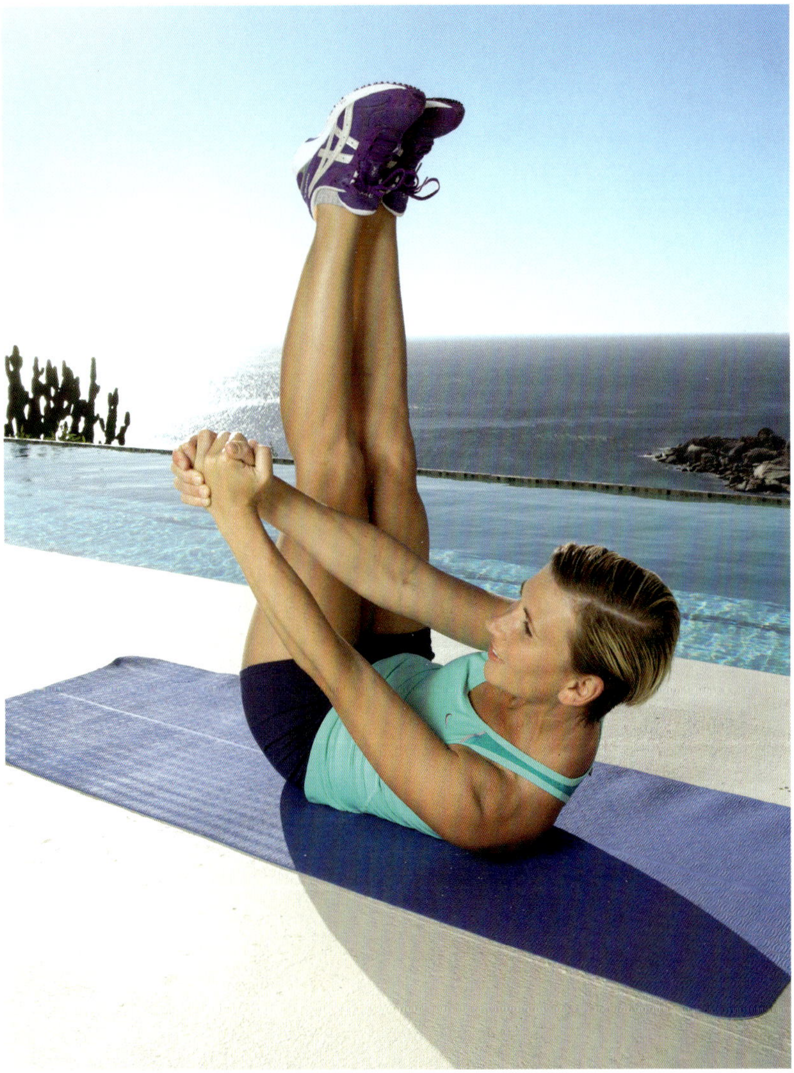

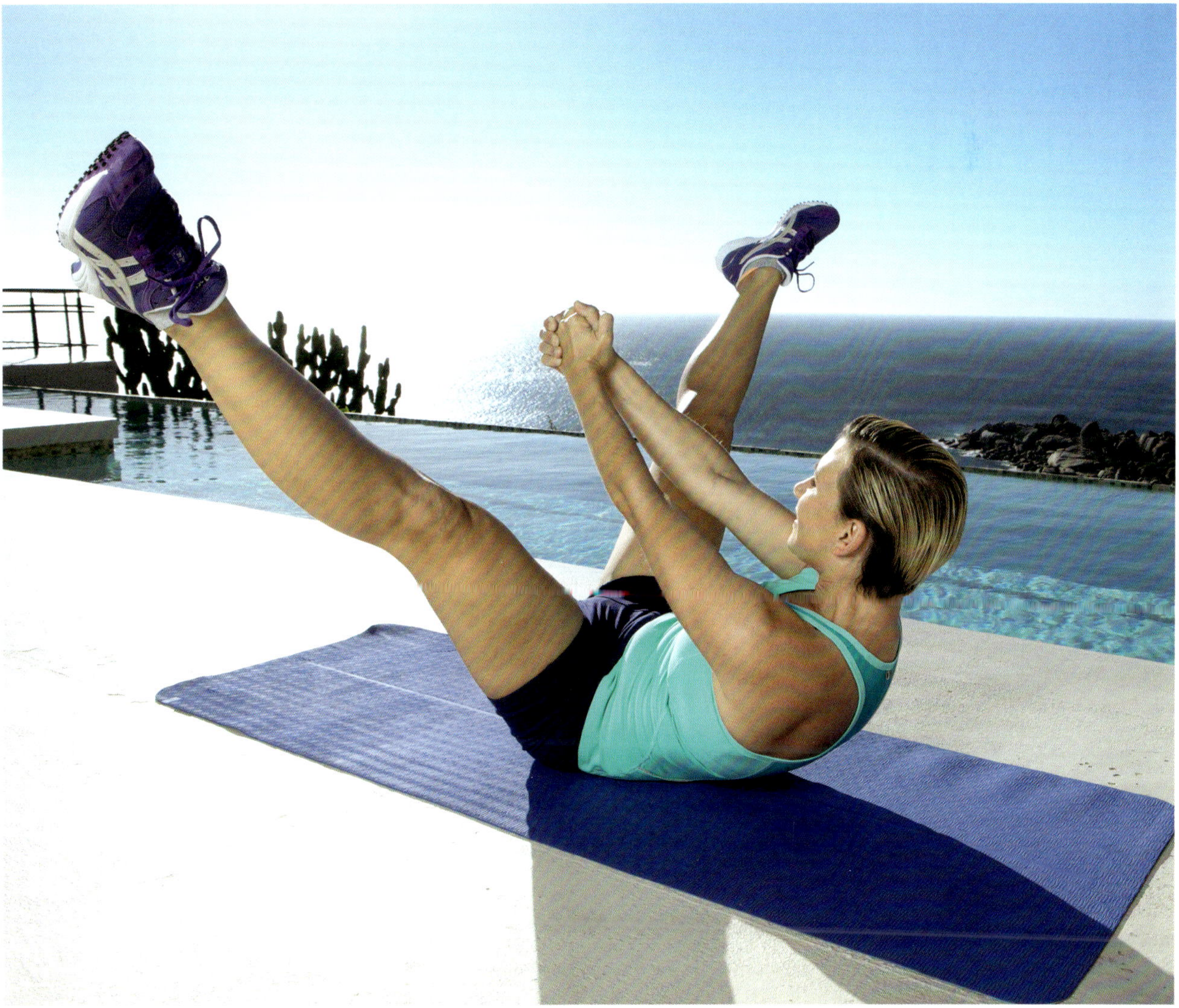

Tipps und weiterführende Links

»

FLEISCH HAT WAHRE POWER, SOLANGE ES LEBT!

«

TIPPS ZUR FITNESS

www.delius-klasing.de
Hier finden Sie meine Reihe »Shape Secrets«:
Weitere Workout-Programme als Mini-Bücher, kompakt in einem Buch und auf drei DVDs zu den Themen Yoga, Bauch-Beine-Po und Fatburning. Gibt's auch als App.

www.fitnessraum.de
Die Vielfalt des Trainings mit motivierenden Workout-Programmen und Top-Trainern: Sie können mit einer Mitgliedschaft immer und überall trainieren, solange Sie möchten. Im angegliederten Shop finden Sie auch zahlreiche DVDs von mir.

www.ninawinkler.de
Mein eigener Internet-Auftritt.
Infos zu meiner Arbeit und meinem Hintergrund.

www.facebook.de/MsNinaWinkler
Mein Facebook-Auftritt.
Hier gibt es Tipps, Hinweise und Gewinnspiele.
Sie können, dürfen und sollen hier Kommentare hinterlassen und mit mir kommunizieren.

www.dtb-online.de
Homepage des Deutschen Turnerbundes.
Wer sich für Aus- und Weiterbildungen interessiert, ist hier genau richtig.

www.veganstrength.de
Seite von veganen Kraftsportlern mit einem Forum.

www.bevegt.de
Hier geht es um vegan leben und laufen. Tipps zum Lauftraining, zur Ernährung sowie Rezepte und lauter tolle weiterführende Links.

TIPPS ZUR VEGANEN ERNÄHRUNG

www.dahlke.de
Die Homepage des Vegan-Papstes mit zahlreichen praktischen Tipps und Veranstaltungshinweisen.

www.peacefood.org
Rezepte, Fakten und Aufklärung zum Thema vegane Ernährung.

www.peta.de
Weltweite Tierrechtsorganisation, die auf aktive und passive Beteiligung angewiesen ist. Hier finden Sie viele wertvolle Hintergrundinformationen zum Thema Tierrechte und Veganismus.

www.30bananasaday.com
Großes Forum zum Thema vegane Rohkost.
Es gibt viele wertvolle Informationen und auch Videos von Freelee, die eine sehr motivierende und mitreißende Art hat.

www.vegan-wonderland.de
Online-Shop für vegane Lebensmittel, gut sortiert.

www.tausendkraut.de
Mein bevorzugter Versandhandel für Superfoods, Kräuter und Tees.

www.veganfach.de
Link zur Endverbraucher- und Händlermesse in Hamburg.

www.vegane-gesellschaft.org
Wertvolle Informationen zum Thema vegan essen und leben sowie Bezugsquelle des Vegan-Magazins.

www.earthlings.de
Link zum Film, der von River Phoenix gesprochen wird.
Die Dokumentation zeigt sachlich, aber schonungslos auf, wie unsere Gesellschaft mit Tieren umgeht.

www.veganfitness.de
Hier bekommen Sie vegane Sportlernahrung, wenn Sie das mögen.
Shakes, Riegel, Vitamine – all das finden Sie in diesem Online-Shop.

www.vegi-kochbuch.de
Die Community stellt Rezepte für Vegetarier und Veganer zur Verfügung und lädt zum Mitmachen ein.

www.veganismus.de
Erleichtert den Einstieg ins vegane Leben,
mit zahlreichen Rezepten und Informationen.

Wir bedanken uns für die freundliche Unterstützung
des Sportgeschäfts Top Point in Fürstenfeldbruck.

Bibliografische Information der Deutschen Nationalbibliothek
Die Deutsche Nationalbibliothek verzeichnet diese Publikation
in der Deutschen Nationalbibliografie; detaillierte bibliografische
Daten sind im Internet über http://dnb.dnb.de abrufbar.

1. Auflage
ISBN 978-3-7688-3905-1

Konzept und Text: Nina Winkler; www.ninawinkler.de, www.facebook.com/MsNinaWinkler
Fotos: Justin Healy
Bildassistenz: Jonathan Berman
Umschlaggestaltung und Layout: Felix Kempf; www.fx68.de
Produktion: Nina van Winkelsteen für Capestar Productions
Lektorat: Niko Schmidt
Make-up: Jennifer Mertens
Bekleidung: Under Armour, Reebok, Adidas, Champion
Lithografie: scanlitho.teams, Bielefeld
Druck: Himmer AG, Augsburg
Printed in Germany 2014

Delius Klasing Verlag
Siekerwall 21, D - 33602 Bielefeld
Tel.: 0521/559-0, Fax: 0521/559-115
E-Mail: info@delius-klasing.de
www.delius-klasing.de